看護・医療の基本が1から学べる！

おもしろくてよくわかる 単位と計算

編著：松井 晃

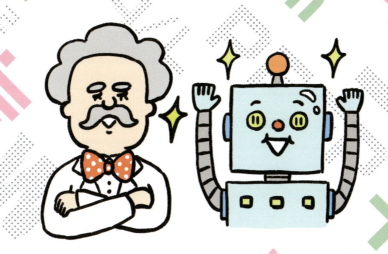

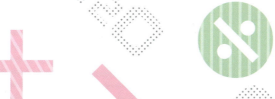

著者紹介

松井 晃（まつい あきら） 臨床工学技士

略歴

1985年〜埼玉県立小児医療センター

2014年〜恩賜財団母子愛育会総合母子保健センター愛育病院

2018年〜 神奈川県立こども医療センター

資格

呼吸治療専門臨床工学技士

呼吸療法認定士

新生児蘇生法「専門」コースインストラクター

AHA BLS Training Center Faculty

ICLS・BLSコースインストラクター

専門・主な研究領域

小児呼吸療法，新生児医療(ME機器分野)，小児在宅医療，医療安全，シミュレーション教育

主な著書

赤ちゃんにやさしい使い方がわかる新生児ME機器サポートブック(メディカ出版，2006年)

Q&Aでまなぶ新生児必須知識：1日15分1カ月でアセスメント力を鍛える！(メディカ出版，2009年)

きほん・きづく・きわめる　完全版 新生児・小児ME機器サポートブック(メディカ出版，2016年)

ステップアップ新生児呼吸管理(メディカ出版，2017年)

小児在宅人工呼吸療法マニュアル(日本呼吸療法医学会，2017年)

発刊によせて

〜「単位」という新たな言葉を獲得しよう！

「身長155km，体重53g」‥‥❶

　目の前の女性のカルテにこんな記載があったら，あなたは確実に正しい単位に修正することができます．

　では，**「身長5尺1寸1分5厘，116.8lb（ポンド）」**‥‥❷
と書かれていたら？
（ちなみに身長5尺1寸1部5厘＝155cm，116.8lb＝53kgです．）

　なぜ❶なら誰しもが正しく直すことができるのに，正しい❷がわからないのでしょう？　それは単に慣れていないから，そして理解していないからです．

　現在は，共通理解するために国際単位系（SI）に定められた単位が広く使われていますが，その意味を正しく理解して使うことで共通言語としての価値が生まれます．
　また，単位を知るためにはいくつかの計算を知ることも重要です．

「病院のお父さん」と呼ばれる松井晃先生が，単位とその計算の神髄を語り尽くす．
　この本は，あなたが「単位」という新たな言葉を獲得するための大きなチャンスになると確信しています．

独立行政法人 国立病院機構　長良医療センター新生児科医長
寺澤 大祐

はじめに

　私は数学や物理などの専門家ではまったくありません．どちらかと言えば苦手な部類に属します．そんな私に，今回のタイトルである「単位と計算」という無茶な執筆依頼が舞い込んできました．輸液ポンプの原稿を書いたときに，輸液量と滴下数の関係を簡単な式に置き換えたことが編集者の頭に残ったのでしょう．

　そんなきっかけで，この書籍の執筆に至ったわけですが，単位についてはずぶの素人同然でした．この書籍を読まれる単位が苦手という方と同じレベルの人間と言っても過言ではありません．

　そんな私がどうやってこの書籍を書いたのか？　それは，インターネットや高校生の参考書などを使い，自分なりに単位を理解しようと必死に調べました．さまざまな情報から，その中に書かれていることをひもづけ，自分なりに解釈し，「理解」にたどり着きました．

　この書籍は，私が単位を理解するのにいたる道のりを文章化したものととらえていただければよいと思います．ですから，みなさんは私と同じ土俵で読み進められるのではないでしょうか．

　単位が苦手な方でも少しずつでも読み進めることができて，理解しにくい単位と計算を少しだけおもしろく理解できる書籍になればと思っています．

　さまざまな単位が飛び交う医療現場では，その単位の間違いひとつで大きなアクシデントにつながります．このような医療現場で，本書が，安全で安心な医療を提供する助けになればと願います．

2019年1月

松井　晃

おもしろくてよくわかる 単位と計算
目次

1 長さ ……… 6
- mm ……… 6
- Fr ……… 8
- ■練習問題 ……… 10

2 面積 ……… 12
- m² ……… 12
- ■練習問題 ……… 16

3 量・重さ ……… 18
- Lとg ……… 18
- ■練習問題 ……… 20

4 濃度 ……… 22
- % ……… 22
- 溶質・溶媒 ……… 24
- 浸透圧 ……… 25
- 等張液 ……… 26
- mol ……… 28
- mEq/L ……… 30
- pH ……… 34
- FiO$_2$ ……… 38
- ■練習問題 ……… 39

5 圧力 ……… 42
- mmHg ……… 42
- cmH$_2$O ……… 42
- 動脈血圧と静脈血圧 ……… 44
- 胸腔内圧 ……… 46
- 人工呼吸器とPEEP ……… 48
- PaO$_2$（動脈血酸素分圧）とPaCO$_2$（動脈血二酸化炭素分圧） ……… 50
- Pa ……… 53
- kgf/cm$_2$ ……… 54
- ■練習問題 ……… 57

6 速度 ……… 60
- 点滴の注入速度 ……… 60
- 酸素流量と酸素濃度 ……… 64
- 1回換気量 ……… 64
- ■練習問題 ……… 66

7 仕事量 ……… 70
- N ……… 70
- J ……… 72
- ベクトル ……… 73
- ■練習問題 ……… 74

8 周波数 ……… 76
- Hz ……… 76
- dB ……… 80

9 電気 ……… 82
- オームの法則 ……… 82
- W ……… 86
- ■練習問題 ……… 91

10 湿度 ……… 94
- 相対湿度 ……… 95

11 栄養 ……… 98
- cal ……… 98
- BMI ……… 100
- 身体活動レベル ……… 102
- アトウォーター係数 ……… 105
- ■練習問題 ……… 108

12 放射線 ……… 112
- 原子 ……… 112
- イオン ……… 112
- Bq ……… 116
- Gy ……… 116

索引 ……… 117

編集担当：高橋 茉利江，増田 和也
本文デザイン・DTP：エストール
表紙デザイン：キクチミロ
イラスト：てぶくろ星人

1. 長さ

mm
ミリメートル

1,000mm=100cm=1m
気管チューブに書かれている「mm」はチューブの内径を表す

「mmなんて単位，知らないわけないでしょ!!!」と言われそうですね．「1cmは10mmだしね！小学生でも知ってるよ！」と怒られそう．でもでも，気管チューブに書いてある単位のmmの意味をすぐに言えますか？

円形のチューブには内径と外径がありますよね．チューブには必ず厚みがありますから，内径と外径では太さが違います．

気管チューブのサイズは？　といったら，一般的に**内径**で表示されています．5mmの内径に厚みが1mmあったら，外径は？　5mm＋1mm＋1mm＝7mmになりますね．

ですから，人工呼吸を行うために気管チューブを挿入する場合には，気管の太さと気管チューブの外径を考えないといけないのですね．

チューブの厚みは，材質や形状，メーカーなどで異なります．固い材質であれば厚みの少ないチューブが作れますが，コシがなくすぐに折れてしまいますし，気管が刺激されて出血をしたりするかもしれません．

一方，柔らかい材質のシリコーンなどでは，気管の刺激は少ないですがつぶれやすいため，厚みを出さなければなりません．厚みを薄くするためにワイヤーをらせん状にして，その上にシリコーンでコーティングすれば，薄くて折れにくい気管チューブにすることもできます．

「気管チューブのサイズは内径だよ！　でも，種類が違うと厚みが違うから外径もいろいろあるんだよ！」と覚えておいてください．

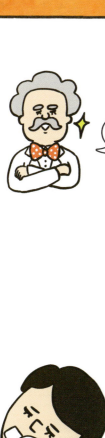

mmは知ってるよ！
10mmで1cmだから，
100cmが1,000mmだ！

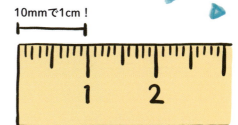

10mmで1cm！

それくらい，知らないわけないでしょ！

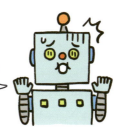

気管チューブ

気管チューブのサイズは「○mm」と表示されていますが，これは**内径**を表しています

内径って？

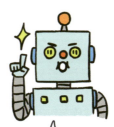

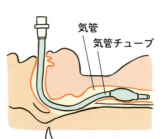

気管
気管チューブ

「内径」はチューブの厚みを含まない内側の直径ですよ！チューブの厚さを含んでいるのは「外径」です！

チューブの外径と気管の太さを考えて！

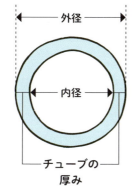

外径
内径
チューブの厚み

素材がちがうと厚みもいろいろ！

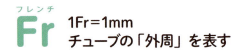

Fr (フレンチ) 1Fr=1mm
チューブの「外周」を表す

気管チューブが挿入されて人工呼吸を行う患者さんでは，気管吸引が必要ですよね．
では，気管吸引を行うチューブのサイズって知っていますか？
吸引チューブのサイズには，Frという単位が使われています．「Frってなに？」ってなりますよね．
でも，いろいろな教科書で，気管チューブと吸引チューブのサイズの関係表が載っているので，Frってサイズを知らずに吸引チューブが使われていることが多いのです．
答えは……ハイ！　Frは「**外周**」です！
6Frであれば外周が6mmということです．って，外周で表示されてもイメージがわかないですよね！　知りたいのは吸引チューブの太さです．

では，6Frのチューブの太さって，外径，内径のどっちなの？　ということになりますが，Frで表記されたものは**外径**を示したものです．
では，外径は何mmなのでしょうか？
外周＝2πr（2×3.14×半径）ですから，外周＝外径（直径）×3.14．
よって，外周÷3.14＝外径になります．
このとき，3.14は，おおよそ3として計算してよいでしょう．
6Frの吸引チューブであれば外径は，6Fr÷3＝2mmとなり，大体2mmと考えればよいですね．
つまり，「Frは3で割れば外径が計算できる」と覚えておくと便利です．

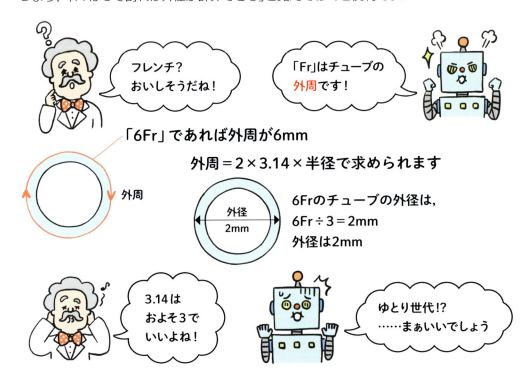

臨床で気をつけよう！

吸引チューブのサイズ

　気管チューブを挿入された人工呼吸管理中の小児の気管吸引をするとき，吸引チューブは，どのサイズを選択したらよいでしょう？

　分泌物をしっかり引き抜きたいから，太い吸引チューブを使ったとしましょう．4mmの気管チューブに12Fr（4mm）の吸引チューブを挿入して吸引しました．このときの肺はどうなっているでしょう．吸引は持続的に行われますから，分泌物を吸引するだけでなく，肺の空気も吸引してしまうのです．だから，肺の空気もどんどん吸ってしまい，肺はあっという間につぶれてしまうのです．

　一度肺がつぶれてしまうと，人工呼吸器をつないでも肺は正常に膨らまなくなってしまいます．つぶれた肺を膨らますには，大きな深呼吸を数回行ったり，高い圧を持続的に加えたりしなければなりません．SpO_2（経皮的動脈血酸素飽和度）も低下してしまい，なかなか上がっていきません．

　したがって，このようなことを起こさないための吸引チューブの選択が重要になるのです．「吸引チューブの選択は，気管チューブのサイズの1/2」が原則です．

　4mmの気管チューブに6Fr（2mm）の吸引チューブを挿入すると，気管チューブと吸引チューブの間に隙間ができて，その隙間から，閉鎖式吸引では人工呼吸器からのガスを，開放式吸引では大気を吸い込むことができ，肺から空気を吸い込むことが少なくなり，肺胞がつぶれにくくなるのです．

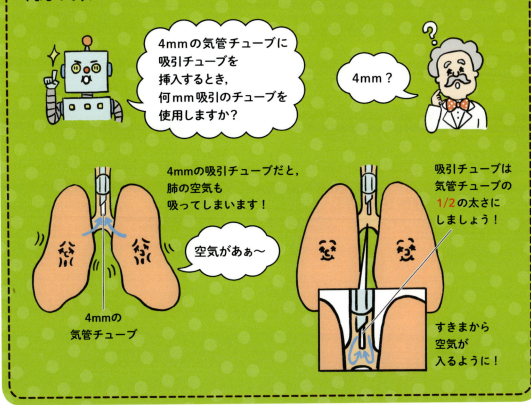

［長さ］練習問題

● **問題1**

1cmは何mmか？

● **問題2**

100mmは何mか？

● **問題3**

0.1mは何cmか？

● **問題4**

気管チューブに10mmと記載されている.
この10mmは何のサイズか？

● **問題5**

吸引チューブに10Fr（フレンチ）と記載されている.
この10Frは何のサイズか？

● **問題6**

9Fr（フレンチ）の吸引チューブの外径は何mmか？

● **問題7**

6mmの気管チューブを挿入して人工呼吸管理をしている.
気管吸引には何Frの吸引チューブを使用したらよいか？
1. 6Fr　　2. 9Fr　　3. 12Fr

［長さ］解説と答え

● **問題1**

答え：10mm

● **問題2**

1mmは1mの1/1,000です.
なので，mmを1,000で割ればmに変換
できます.

100mm ÷ 1000 = 0.1m

答え：0.1m

● **問題3**

1mは1cmの100倍です.
なので，mに100をかければcmに変換
できます.

0.1m × 100 = 10cm

答え：10cm

● **問題4**

答え：気管チューブの内径

● **問題5**

答え：吸引チューブの外周（円周）

● **問題6**

9Frの吸引チューブの外周は9mmです.
外周＝2πrでしたね. このrは半径なので
2rが直径（外径）になります.
ですから，外周をπ（円周率）の3.14で割
れば直径（外径）を導き出せます.
でも，3.14では暗算ができないので，3で
割ってしまいましょう.

直径 ≒ 9Fr ÷ 3

答え：3mm

（正確には9Fr ÷ 3.14 ≒ 2.87mm）

● **問題7**

吸引チューブは気管チューブの1/2を選択
しましょう.
それぞれのおおよその外径は
6Fr ≒ 2mm，9Fr ≒ 3mm
12Fr ≒ 4mm

答え：2. 9Fr

2. 面積

m² 平方メートル
**1m²は，1辺が1mの正方形の面積.
医療現場では，「体表面積」に用いられる**

これも，「m²なんて知ってるよ～！」と言われそうですね.

そうです. みなさんがよく知っているm². 1辺が1mの正方形の面積は1m²になりますね. これは平面で2次元です.

では，m²という単位は，医療の現場でどのように使われているか知っていますか？

医療の現場でm²という単位が出てきたら，これは**体表面積**(BSA；body surface area)を表していると考えればよいのです. 体表面積とは，空気に触れることのできる皮膚の部分の面積と言い換えることができますね.

でも，人の体は立体(3次元)で，平面ではありません. そこで，1辺が50cm(0.5m)の立方体を考えてみましょう.

1つの面は，0.5m×0.5m＝0.25m². 立方体ですから，この面が6個あることになります. よって，0.25m²×6個＝1.5m²になります. したがって，この立方体の表面積は1.5m²です.

一方，体表面積の計算方法ですが，

藤本式：$BSA＝体重(kg)^{0.444}×身長(cm)^{0.663}×0.008883$

デュポア(DuBois)式：$BSA＝体重(kg)^{0.425}×身長(cm)^{0.725}×0.007184$

新谷式：$BSA＝体重(kg)^{0.425}×身長(cm)^{0.725}×0.007358$

と，さまざまな計算式がありますが，どれも体重と身長から計算することができます. インターネットで検索すれば，体重と身長を入力することで自動的に計算してくれるホームページがありますので，とくに計算式を覚える必要はありません. どの式を使っても大きな数値の差はないので，どれを使ってもよいと思います.

とある計算式で，体重50kg・身長160cmの体表面積を計算したところ，1.5m²になりました. あれ!?　先ほど1辺が50cmの立方体の表面積を計算しましたが，同じ1.5m²になりますね. 体重50kg・身長160cmの人は，1辺が50cmの立方体と同じ表面積になるのですね.

次に，体重3kg・身長が50cmの赤ちゃんの体表面積を計算したところ，0.2m²になりました.

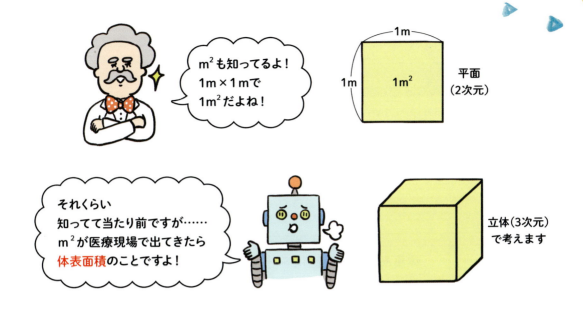

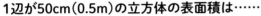

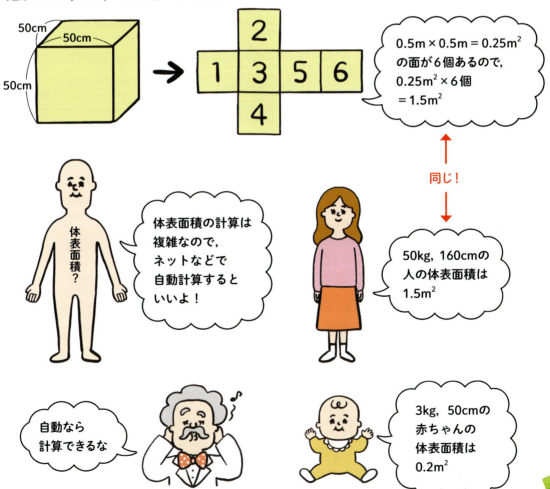

今度は，体表面積を体重あたりで計算してみましょう．
「体重あたり」というのは，1kgに統一したときという意味ですね．
体重50kgの成人では，1.5m² ÷ 50kg = 0.03m²/kg
体重3kgの赤ちゃんでは，0.2m² ÷ 3kg ≒ 0.07m²/kg
という数値になります．赤ちゃんと成人では，赤ちゃんのほうが体重あたりで計算すると体表面積が大きいのです．

低出生体重児では体温低下を起こしやすいとされています．この原因は，熱産生が少ないからといわれることがありますが，実はそれだけではなく，体重あたりの熱産生が成人と同じでも，赤ちゃんのほうが**熱を奪われる体表面積（空気に触れる面積）**が体重あたりで大きいために，体温低下を起こしやすいのです．

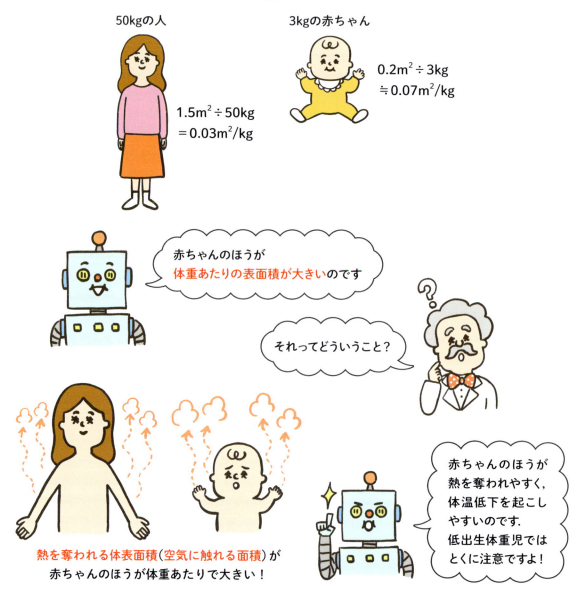

知っておこう！ 心係数

　人は，心臓が動くことで血流が全身に運ばれて，その血液に含まれる酸素によって生きることができます．成人の循環血液量（体の中に流れる血液の量）は，5L といわれています．この 5L の血液は約 1 分で全身を循環します．1 分あたりに拍出される血液の量を，**心拍出量**（CO：cardiac output）とよび，この場合 5L/分 と表します．

　体表面積あたり（体表面積を 1m² に統一したとき）の心拍出量は**心係数**〔CI：cardiac index（＝CO/BSA）〕とよび，単位は L/m²/分 になります．

　体表面積を 1.5m² とすると，心係数は 5L/分÷1.5m² ≒ 3.3L/m²/分 となります．

　この心係数は，成人でもどんな小さな赤ちゃんでもほぼ同じといわれています．3kg の赤ちゃんの心係数が 3.3L/m²/分 とすると，心拍出量は 3.3L/m²/分 × 0.2m² = 0.66L/分 になります．

　これを体重あたりで計算してみると，50kg の成人は 5L/分÷50kg = 0.1L/kg/分 = 100mL/kg/分 になりますが，3kg の赤ちゃんでは，0.66L/分÷3kg = 0.22L/kg/分 = 220mL/kg/分 となります．

　赤ちゃんの心拍出量は体重あたりにすると，成人の 2 倍以上の血液を送り出していますね．それだけ赤ちゃんが生きていくためにはたくさんの酸素が必要なのです．赤ちゃんの心臓の大きさが大きいわけではありません．赤ちゃんはたくさんの血液（酸素）を送るために，心拍数を多くして対応するのです．ですから，**赤ちゃんの心拍数は成人の 2 倍以上**になるのです．

成人の循環血液量＝5L が約 1 分で全身を循環します

体表面積 1m² あたりの心拍出量を**心係数（CI）**といい，3.3L/m²/分 で，どの体重でもほぼ同じです

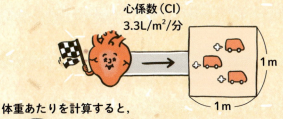

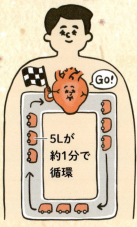

体重あたりを計算すると，

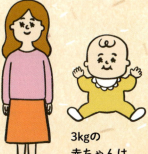
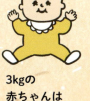
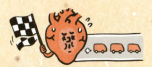

50kg の成人は 100mL/kg/分
3kg の赤ちゃんは 220mL/kg/分
赤ちゃんの心臓は心拍数を 2 倍以上にして，血液を送り出しているのです

［面積］ 練 習 問 題

● 問題1
1辺の長さが1mの正方形の面積は何m^{2}か？

● 問題2
1辺の長さがそれぞれ50cmと2mの長方形の面積は何m^{2}か？

● 問題3
1辺の長さが50cmの立方体の表面積は何m^{2}か？

● 問題4
縦30cm，横30cm，高さ1mでできた直方体の表面積は何m^{2}か？

● 問題5
体重3kgの新生児と成人50kgの体表面積は，体重1kgあたりどちらが大きいか？

［面積］解説と答え

● 問題1

答え：1m²

● 問題2

まずは長さの単位をmに合わせます．
50cmは0.5mです．

0.5m×2m＝1m²

答え：1m²

● 問題3

1mは100cm，50cmは0.5m

1面の面積は0.5m×0.5m＝0.25m²

同じ面積の面が6面ありますから，

0.25m²×6＝1.5m²

答え：1.5m²

● 問題4

1mは100cm，30cmは0.3m

0.3m×0.3m＝0.09m²

これが2面あるので

0.09m²×2＝0.18m²

0.3×1m＝0.3m²

これが4面あるので

0.3m²×4＝1.2m²

0.18m²＋1.2m²＝1.38m²

答え 1.38m²

これは公式でも求められますね！
それぞれの辺の長さをa，b，cとする直方体の表面積は，
2（a×b＋b×c＋a×c）で求められます．
a×b，b×c，a×cで各面積が求められ，それぞれ2面ずつあることから，各面積を2倍した合計が直方体の表面積になります．

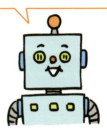

● 問題5

体表面積は身長がわからないと計算できませんが，ここでは新生児と成人という大きな違いがあるので，標準的な身長と考えればよいでしょう．

新生児の身長が50cm，成人の身長が160cmとしてインターネットのホームページで自動で計算してみると

新生児の体表面積は0.2m²，成人の体表面積は1.5m²

体重あたりにすると，

新生児は0.2m²÷3kg≒0.07m²/kg
成人は1.5m²÷50kg≒0.03m²/kg

体重あたりの体表面積は新生児の方が大きいですね．標準的な体格であれば，体重が少ないほど体重1kgあたりの体表面積は大きいと覚えておきましょう．

答え：新生児

3. 量・重さ

L と g
水は1L＝1kg＝1,000g
1Lは1,000mLで，1dLは100mL

　薬剤で使用される単位には，量を表すLや重さを表すg，濃度を表す％などがあり，それぞれのもつ単位の意味や，相互関係（量と重さなど）を理解しておく必要があります．

　量を表す単位にはLがありますが，**1L（1,000mL）**は牛乳パック1本分で，水であれば重さ**1kg（1,000g）**になります．このように，量と重さには関係性があります．本来は，薬剤ごとの比重も考えなければいけませんが，ここでは薬剤の比重は水と同じ1として考えます．

　医療では dL という単位も使われますが，**1dLは100mLで，重さは100gになります．**
　1Lの1/1,000は1mLになりますが，この重さは1g（1,000mg）です．では，1mgは何mLになるでしょうか？　1mgは1g（1mL）の1/1,000ですから，1mgは0.001mLです．

臨床で気をつけよう！

「アドレナリン1mg」の意味

　0.001mLなんて微量な薬剤を医療現場で準備することは困難です．そのため，1mgの薬剤を1,000倍に希釈し，1mLに増やしてアンプルに入れられている薬剤があります．みなさんがよく聞くアドレナリンが代表的で，1mgが1mLになっています．これは，アドレナリンが0.001mL（1mg），希釈液が0.999mL（999mg）になっていると考えます．したがって，薬剤に書かれているグラム数が薬剤そのものの重さではないことが多く，注意が必要です．

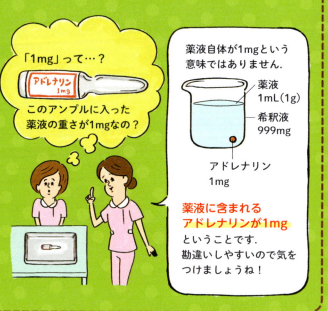

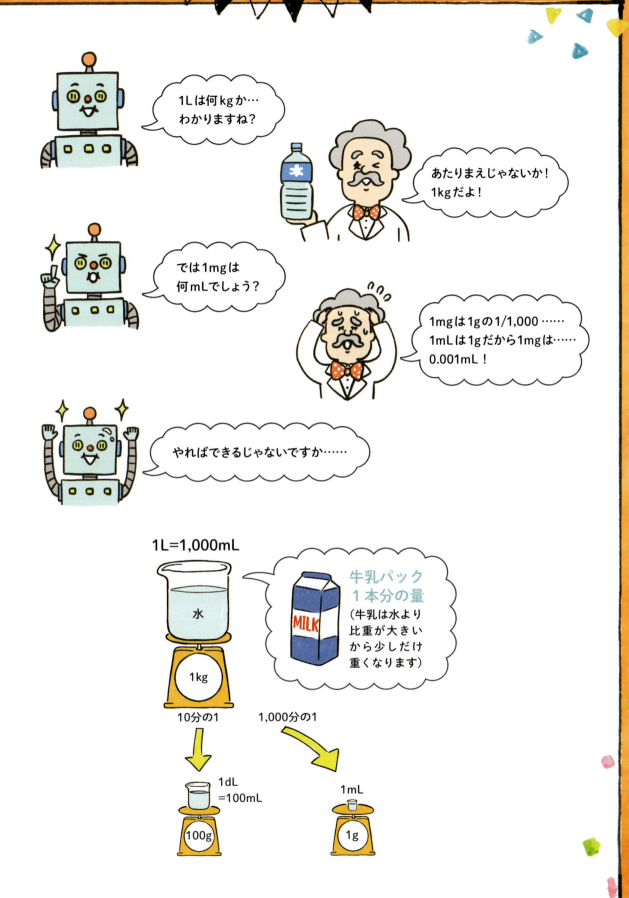

［量・重さ］ 練 習 問 題

● **問題1**
1Lは□mLである.

● **問題2**
0.1Lは□mLである.

● **問題3**
1mLは□gである.

● **問題4**
1gは□mgである.

● **問題5**
0.3gは□mgである.

● **問題6**
300mgは□gである.

［量・重さ］ 解 説 と 答 え

● **問題1**
→p.18参照
答え：1,000

● **問題2**
→p.18参照
答え：100

● **問題3**
→p.18参照
答え：1

● **問題4**
→p.18参照
答え：1,000

● **問題5**
→p.18参照
答え：300

● **問題6**
→p.18参照
答え：0.3

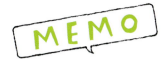

4. 濃度

% 100gの中に何g入っているかで濃度を表す

薬剤の濃度を表す単位として%があります．たとえば，生理食塩水（p.29）の濃度は0.9％です．これは，1L（1,000g）の中に9gの食塩が入っているということです．

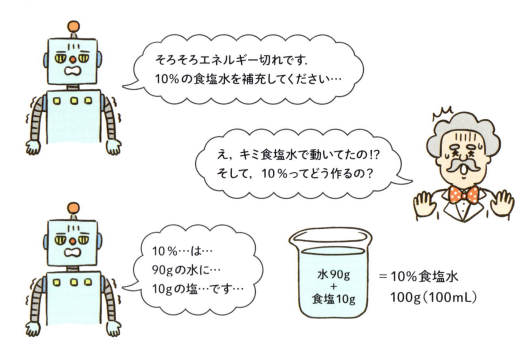

ちなみに，人の体液は0.9％の食塩水＝**生理食塩水**

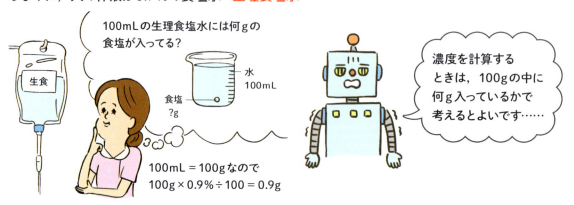

ほかに，医療現場でよく「％」が使用されるのは，消毒薬です．消毒の方法によって濃度が決められているので，消毒方法によって希釈率を変えなければいけません．消毒の希釈方法については，次の例題を解いて理解しましょう．

例題

5％グルコン酸クロルヘキシジンを用いて0.2％の希釈液1,000mLを作りたい．必要な薬液量を求めよ．

5％グルコン酸クロルヘキシジンは100mLに5gのグルコン酸クロルヘキシジンが入っています．
1gのグルコン酸クロルヘキシジンが入っている量は
　　100mL ÷ 5g = 20mL

20mLに1g入っています．
1,000mL中に0.2％となるグルコン酸クロルヘキシジンの量を求めると
　　1,000mL × 0.2％ = 1,000 × 0.2 ÷ 100
　　　　　　　　　　= 2g

20mLに溶質として必要な2gを
掛け算すればよいのです．
　　20mL × 2g = 40mL

希釈する水の量は960mLになります

「％」を計算式に入れるときは100で割ります．「％」の単位は100で割るということで，左上の「0」を「/」の右下に移動すれば「/00」というかたちになり「100」という数字になります．

％ ⇒ /00

答え　40mL

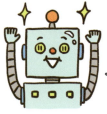

ふぅ，生き返りました．
これで希釈の考え方もバッチリですね！
医療現場では消毒液の準備などで必要となりますよ！

そのままの濃度で使ったらだめなのか……？

溶質・溶媒

溶けている物質が溶質，溶かしている液体が溶媒

食塩水では食塩，ブドウ糖液ではブドウ糖を溶質とよび，これらの溶質を溶かしている水を溶媒とよびます．

溶液とは，溶質と溶媒を両方合わせたものです．希釈された薬液の重さについて考える場合も，溶けている薬剤の重さと，薄めている水の重さとの両方が含まれていることに注意しましょう．

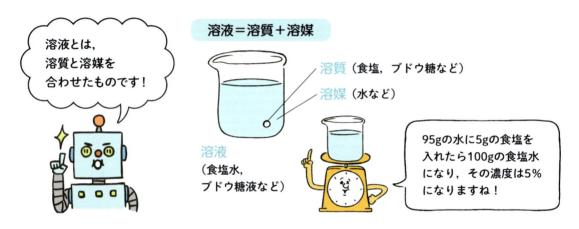

知っておこう！ 薬剤の単位"（ユニット）"

薬剤の単位には，"単位（ユニット）"というものがあります．「ヘパリン1万単位/10mL」のように表示されています．これは10mLに1万単位のヘパリンが入っているということです．ヘパリン加生理食塩水を1,000単位・10mLで作るには，1mL1,000単位のヘパリンと9mLの生理食塩水を混合します．この薬剤を患者さんに1mL投与すると，患者さんには100単位のヘパリンが入ることになります．

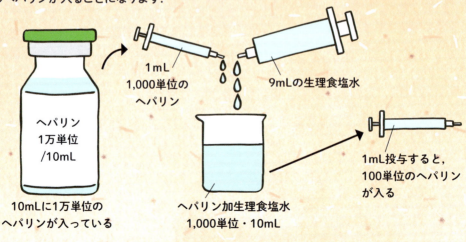

浸透圧 半透膜で仕切られた濃度の異なる溶液が均一の濃度になろうとする圧力

　水槽の中央を水だけが通過する半透膜で仕切り，片側に10％ブドウ糖，反対側に20％ブドウ糖を1,000mLずつ入れて放置しておきます．すると両者間で浸透圧差が生じ，同じ濃度（同じ浸透圧）になるように，半透膜を介して溶媒である水だけが移動します．溶質であるブドウ糖は移動しません．

　このとき，20％の方の浸透圧が高いので，10％ブドウ糖の水が20％ブドウ糖の方に移動し，両方の濃度は中間の15％になります．この場合，20％ブドウ糖は10％ブドウ糖に対して**高張液**になり，10％ブドウ糖は20％ブドウ糖に対して**低張液**ということになります．

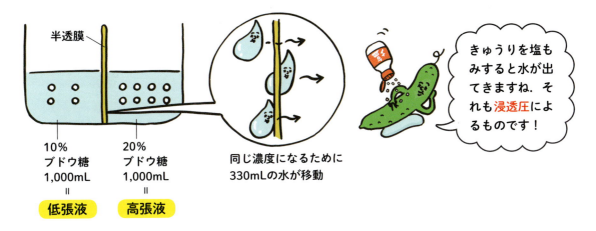

10％ブドウ糖の水1,000mL中にはブドウ糖は100g含まれています．
両者が同じ濃度である15％になるためには，何mL移動すればよいでしょうか……．
移動する水の量を x とすると，

15％は　15％÷100＝<u>0.15</u>で計算し，

$$\frac{100\text{g}}{(1{,}000\text{mL} - x)} = 0.15$$

という式が成り立ちます．

これを解くと，$x ≒ 330$ となり，移動する水の量は330mLということがわかりますね！

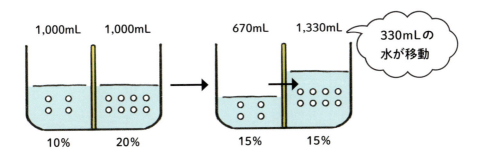

等張液　血漿（体液）と同じ浸透圧の液体

　生理食塩水(0.9％)は血漿の浸透圧とほぼ等しい濃度なので，「等張液」といいます．等張液が血管内に投与されると，細胞外液（血液）として分布しますが，細胞外液と細胞内液の浸透圧差には影響しないので，細胞外と細胞内の間で水分の移動は起こりません．

　同じ等張液として**5％ブドウ糖液**があります．これは1L（1,000g）の中に50gのブドウ糖が入っていることになります．ブドウ糖液が血管内に投与されると，すぐにエネルギーとなって代謝され，水と二酸化炭素になります．この水によって，血漿が薄まり浸透圧が下がるので，細胞内へ水が移動します．そして，体液の分布比率に応じて，細胞内に2/3，細胞外に1/3の割合で分配されます．したがって，5％ブドウ糖液は，細胞外と細胞内に水を補充するのに適しています．

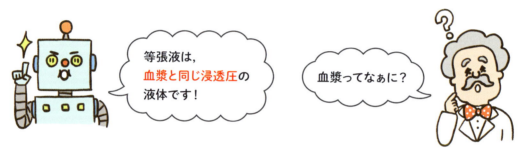

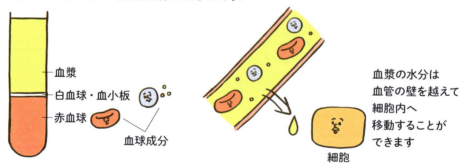

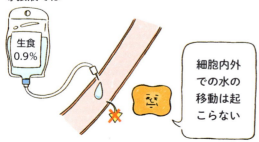

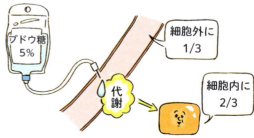

知っておこう！ 点滴における「高張液」と「低張液」

　高張液とは，アルブミン製剤やTPN製剤（高カロリー輸液）などで，投与すると血漿の浸透圧が上昇するため間質から水分が移動して浮腫が軽減されます．

　一方，低張液とは蒸留水などであり，投与すると血漿の浸透圧が低下するため血球が水分を取り込み，破裂して溶血を起こすことになるため，単独投与は危険です．

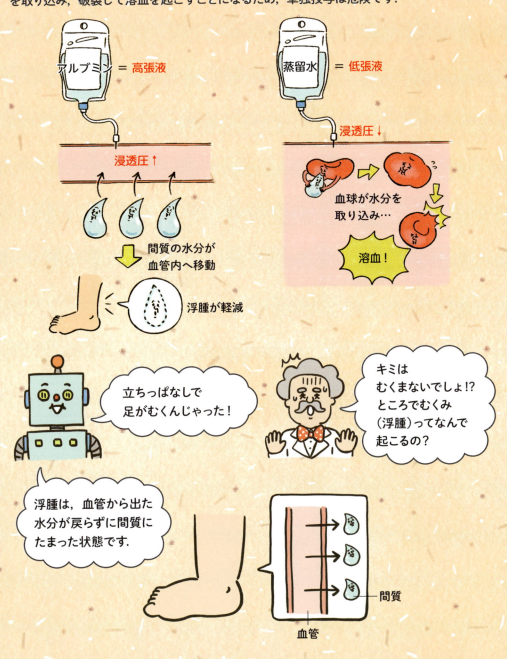

mol 物質量．非常に小さい原子や分子を，重さで表せるようにした単位の1つ

molとは濃度を表すときに使う単位の1つです．

まずは「水」で説明しましょう．水はH₂Oですね．Hは水素で原子量は1，Oは酸素で原子量は16です．H₂はHが2個だから原子量は2，これに原子量16のOが結合しますから，H₂Oという水の分子として存在できるようになり，分子量は18になります．

ちなみに，原子量には単位はありません．これでは量がよくわからないので，g（グラム）という1つの塊，H₂Oでは18gという重さにしたときを1molとするのです．molは「物質量」とよびます．

すべての物質は，一番小さい量の原子量や分子量に1つの塊である**アボガドロ定数**（$6×10^{23}$個というとてつもない数）をかけると，gという単位で表せるようになります．

では，もう1つ，食塩（塩化ナトリウム）でみてみましょう．食塩はNaClですよね．

Naはナトリウムで原子量は23，Cl（クロール）は塩素で原子量は35.5なので，NaClの分子になると58.5の分子量になり，これにgをつけた1つの塊（物質量）58.5gが1molになります．

1Lの溶液に1molの物質が入っている場合，**1mol/L**（モルパーリットル）と表します．

1Lに1molのNaClが溶解されているとします．NaClは溶質，H₂Oが溶媒，そしてNaClがH₂Oに溶けた液体が溶液ですね．

1Lの水は1,000gなので，1mol/LのNaCl溶液は何％になるでしょう？

58.5gと1,000 − 58.5 = 941.5g（mL）のH₂Oが混ざった状態になっています．

比にしたときの計算式は，

$1,000g : 58.5g = 100\% : x\%$

$$x = \frac{58.5g × 100\%}{1,000g} = 5.85\%$$

おぼえよう！
比の計算
単位を合わせて比を作って計算します．
$A : B = C : x \rightarrow x = \dfrac{B × C}{A}$

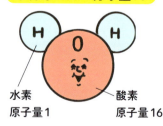

水分子H₂O：分子量18
水素 原子量1
酸素 原子量16

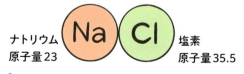

塩化ナトリウムNaCl：分子量58.5
ナトリウム 原子量23
塩素 原子量35.5

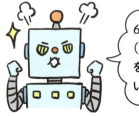

生理食塩水

　生理食塩水は，水に食塩を溶解して作った薬液で，塩分濃度は0.9％です．
　では，生理食塩水1Lには何gの食塩が入っているのでしょうか？
　この計算については前に説明したとおりで，9gとなります（p.22参照）．つまり1Lの生理食塩水は，9gのNaClと991g（mL）のH$_2$Oが混ざったものです．
　次に，9gのNaClをmolで表してみましょう．
　1molのNaClは58.5gですから，9gを58.5gで割ってあげればよいですね．よって，
　9÷58.5≒0.154molになります．
　molは大きい単位なので，この1/1,000にするとmmol（ミリモル）という単位で表せます．したがって，0.154mol×1,000＝154mmolとなり，これが1Lに溶け込んでいるので，154mmol/Lと表すことができるのです．

　でも，生理食塩水の中ではNaClという状態で存在できるのではなく，H$_2$Oに溶けることでイオン化され電解質になるのです．イオン化とは，マイナスの電子を放出すると陽イオン，マイナスの電子を受け取ると陰イオンになることです．生理食塩水はイオン化された溶液なので，電解液とよびます．
　NaClが水に溶けると，Naからマイナスの電子が1つ放出されて陽イオンになり，Clがその放出されたマイナスの電子を1つ受け取って陰イオンになります．
　すなわち，NaCl→Na$^+$＋Cl$^-$に分けられます．Na$^+$はナトリウムイオン（陽イオン），Cl$^-$はクロールイオン（陰イオン）になるのです（p.112参照）．
　1Lの生理食塩水のNa$^+$とCl$^-$をmmolで表すと，NaClと同じ154mmolのNa$^+$とCl$^-$で存在し，ともに154mmol/Lの電解質濃度になります．
　ちなみに，ブドウ糖は水に溶けてもブドウ糖のままで存在できるので，g/Lという単位で濃度が表せます．アミノ酸も同じです．

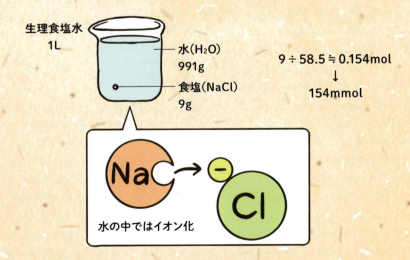

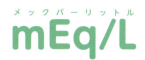

mEq/L (メックパーリットル)
電解液の濃度を表す単位．電荷の数を計算に入れている

molと似た単位にEq（イクイバレント）があります．Eqも濃度の単位で，「**当量**」という意味で使われます．

mmolと同様に1/1,000はmEqと表され，正式には「ミリイクイバレント」と読みますが，略して「メック」とよびます．ですからmEq/Lは「メックパーリットル」と読みます．

さて，「当量ってなに？」って思いますよね．

電解質はイオン化されているのですが，原子によってイオン化されるときの**電荷**（プラスとかマイナス）の数が違います．この電荷の数を計算に入れた濃度の表し方がEqなのです．生理食塩水などの電解液の濃度を表すときにはmEq/Lが使われます．

molに電荷数をかけるとEqが計算できます．NaCl→Na$^+$＋Cl$^-$ ですから，ナトリウムもクロールも電荷がプラスとマイナスが1個ずつです．

よって，1Lの生理食塩水の濃度は，

154mmol/L×1（イオンの数）＝154mEq/L

Na$^+$もCl$^-$も154mEq/Lになり，mmol/Lと同じになります．

では，もう1つ．今度は塩化カルシウムで考えてみましょう．

塩化カルシウムの分子はCaCl$_2$で表します．1molのCaCl$_2$が水に溶け込んでイオン化されると，CaCl$_2$→Ca^{2+}＋2Cl$^-$ になります．

Ca^{2+}は，1mol×2（電荷数）＝2Eq．Cl$^-$は2Cl$^-$なので2molとなり，2mol×1（電荷数）＝2Eqになりますね．

1L中に1mmolのCaCl$_2$が溶けているとすると，CaCl$_2$は1mmol/L，Ca^{2+}は2mEq/L，Cl$^-$は2mEq/Lになります．

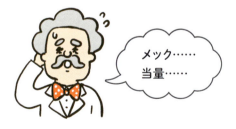

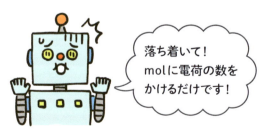

1Lの生理食塩水（154mEq/L）の場合

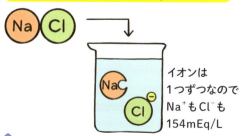

イオンは1つずつなのでNa$^+$もCl$^-$も154mEq/L

1L中に1mmolのCaCl$_2$が溶けている場合

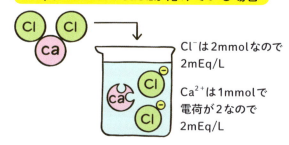

Cl$^-$は2mmolなので2mEq/L

Ca^{2+}は1mmolで電荷が2なので2mEq/L

例題

塩化カルシウム（CaCl₂）が1Lの水に1％で溶けているときのmmol/LとmEq/Lを求めよ．（Caの原子量は40.1，Clの原子量は35.5です）

CaCl₂が1Lの水に1％で溶けている状態とは，溶媒であるH₂O 990mL（990g）に，溶質であるCaCl₂ 10gが溶けた状態ということです．

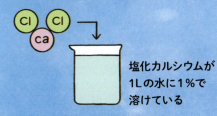

塩化カルシウムが1Lの水に1％で溶けている

CaCl₂の1molは，Ca 1molの40.1gと，Cl 2molの35.5g×2＝71gが足されているので，
40.1＋71＝111.1g

よって，CaCl₂が10gでは，
10g ÷ 111.1g ≒ 0.09mol ＝ 90mmol

CaCl₂は90mmol/Lになります．
ここからmEq/Lを求めると

CaCl₂ → Ca²⁺ + 2Cl⁻

Ca²⁺ ＝ 90mmol/L × 2（電荷数）＝ 180mEq/L

Cl⁻ ＝ 2 × 90mmol/L × 1（電荷数）＝ 180mEq/L

になります．

答え　CaCl₂ ＝ 90mmol/L
　　　Ca²⁺ ＝ 180mmEq/L
　　　Cl⁻ ＝ 180mmEq/L

コラム 人は電気人間！？ ―イオンのお話―

「人は電気を出すんですか？」って聞かれることがあります．
そうです！ 人は電気を発する「電気人間」なんです！！！
みなさんも，心電図検査をしたことありますよね．心電図は，心臓が発したとても小さな電気信号を電極によってとらえて，増幅器というものを通して大きくして，画面に表示したり，記録紙に書いたりすることができるのですね．

「電気を発するということは？？？」 はい．イオンが関係しています．
「イオンって？」もう，molの項（p.29）で説明しましたよね．
生理食塩水は1Lの水に9gの食塩（NaCl）が溶けています．NaClは水に溶けることで，Na^+とCl^-に分離します．分離するときに，Naからはマイナスの電子が1個なくなってNa^+になり，Naから離れた1個のマイナスの電子がClにくっついてCl^-になります．電気が離れたりくっついたりして，電気を帯びるのです．ですから，身体に投与する輸液を「電解液」とよぶのですね．

生理食塩水は，血液とほぼ同じ濃度といわれているため，血液の代用として使われます．ということは，血液も電気を帯びた液体なのです．「血液の電解質を検査する」なんて言いますよね．

血液の電解質の正常値はおおよそ，以下のようになります．

Na^+：140mmol/L（mEq/L）
K^+：4mmol/L（mEq/L）
Cl^-：100mmol/L（mEq/L）

＋とか－が付いてイオン化していますから，イオン化ナトリウム（ナトリウムイオン），イオン化カリウム（カリウムイオン），イオン化クロール（クロールイオン）とよぶのが正解ですね．

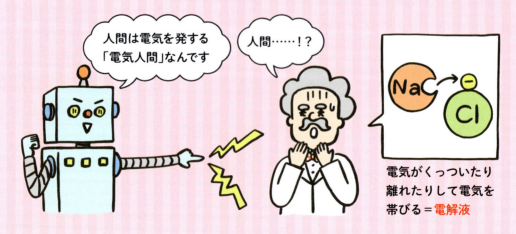

次に心臓をみてみましょう．心臓を動かす細胞を心筋細胞とよびますが，その周りにあるのが細胞外液です．心臓が休んでいるときは，心筋細胞はマイナスの状態で細胞外液がプラスの状態になっています．

　心臓が収縮するには，心筋細胞がプラスの電気を作り出さないと動くことができません．心筋細胞をプラスにするのがNa^+です．心臓が収縮するとき，心筋細胞には細胞外液からNa^+が流入してくるんですね．「脱分極」なんて難しい言葉が使われます．心臓の収縮が終わると，心筋細胞からNa^+が細胞外液に戻って心筋細胞はマイナスになります．これは「再分極」なんて言葉が使われます．

　本当はもっと複雑に，K^+やCa^{2+}が関係して心臓は収縮していますが，これは専門書（インターネットでもやさしく教えてくれるホームページがあります）で調べてみてくださいね．

　心臓は電気を発している臓器だから心電図検査ができ，脳だって電気を発しているから脳波の検査ができます．筋肉だって収縮すると電気を発しているから筋電図検査ができます．体中には電気を帯びたイオンが血液とともに常にめぐっています．

　ですから，「人は電気人間」なのです．

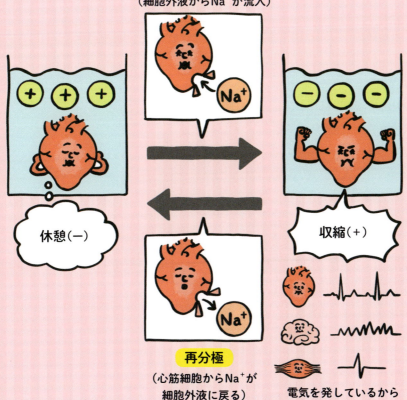

pH 水素イオン（H⁺）の数により，酸性・中性・アルカリ性を示したもの

　小学生のときに，青と赤のリトマス試験紙を使って，青のリトマス試験紙が赤になると酸性，赤のリトマス試験紙が青になるとアルカリ性，色の変化がなければ中性であることを学んだと思います．レモンの汁は酸性で，石けん水はアルカリ性，水（純水）は中性というような実験をしたのではないでしょうか？

　酸性かアルカリ性かを数値で表すのがpHです．「ペーハー」とよぶことが多いですが，現在は「ピーエッチ」とよぶのが正式です．pHとは「水素イオン指数」のことで，水素イオン（H⁺）の数をわかりやすい数字（6とか7とか8とか）で表す方法です．

中性のpHは7で，7より小さいと酸性，7より大きいとアルカリ性になります．

　では，pHの計算方法はというと
　　$pH = -\log_{10} a_{H^+}$
なんともよくわからない計算式です．
　log（ログ）も学校で教わったはずですが，復習してみましょう．はじめに
　　$x = ①\log 10^{①}$
を考えてみましょう．

　10^1 は指数・対数関数で，「10の1乗」と読みます．「10倍が1個あるよ」ってことです．
　logをつけることで，1乗の1という数値を前にもっていき，前にある1と掛け算しましょうということです．
　ということは，この答え x は $\underline{1 \times 1}$ になるので1になります．
　でも，本当の数値は10（倍）なのです．

　では，$x = ①\log 10^{②}$ にしたらどうなるでしょう．
　10^2 は「10倍が2個あるよ」ってことなので，
　　$10 \times 10 = 100$（倍）
x は $\underline{1 \times 2 = 2}$ という答えになりますが，本当の数値は100（倍）．
　10^3 になったら，「10倍が3つで $10 \times 10 \times 10 = 1,000$（倍）になるけど，logを使った x の答えは3になるんだよ」となります．
　logは大きい桁の数値を，単純化した数値で表せる便利な方法なのですね．
　logの計算が少し理解できたでしょうか？

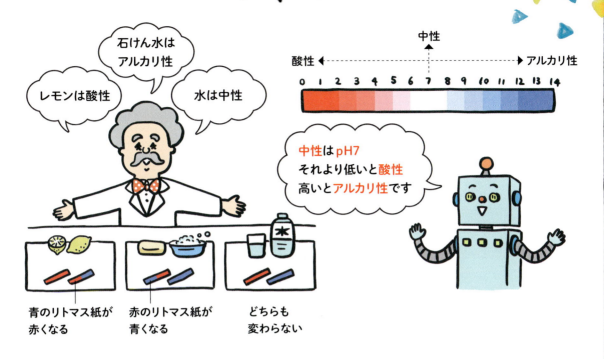

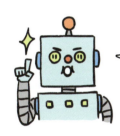

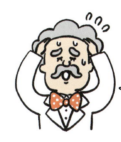

$$pH = -\log 10^{aH^+}$$

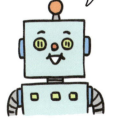

① $\log 10^{①} = \underline{1 \times 1} = 1 \rightarrow 10$

① $\log 10^{②} = \underline{1 \times 2} = 2 \rightarrow 10 \times 10 = 100$

① $\log 10^{③} = \underline{1 \times 3} = 3 \rightarrow 10 \times 10 \times 10 = 1{,}000$

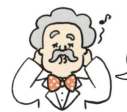

$$pH = -\log 10^{aH^+}$$

これは，水素イオン(H^+)が10のa乗あって，そのaを前にもってきて，前にあるマイナスを掛けるってことになります．

$a = -7$の場合，

$$pH = -\log 10^{-7H^+}$$
$$= -1 \times -7$$
$$= 7$$

「水素イオンが10倍×(-7)あるよ」ってことです．

「ん？　-7？？？？」

このマイナスは，「小数点以下を表すよ～」ってことで，1/10倍(0.1)が7個あるってことです．

ですから，

$$0.1 \times 0.1 \times 0.1 \times 0.1 \times 0.1 \times 0.1 \times 0.1 = 0.0000001$$

でも，H^+が0.0000001個って変じゃないですか？

そう，この単位は個ではなくmol/Lなんです．

1mol/Lは，1L中にアボガドロ定数(6×10^{23}個)のH^+があるのですよね．

$$1mol/L = 6 \times 10^{23}個/L$$

ということは

$$pH\ 7 = 0.0000001mol/L$$

比にして計算してみましょう(p.28参照)．

$$1mol/L : 6 \times 10^{23}個/L = 0.0000001mol/L : H^+個/L$$

$$1mol/L : 6 \times 10^{23}個/L = 10^{-7}mol/L : H^+個/L$$

$$H^+個/L = \frac{6 \times 10^{23}個/L \times 10^{-7}mol/L}{1mol/L}$$

$$H^+個/L = 6 \times 10^{23-7}個/L$$
$$= 6 \times 10^{16}個/L$$

$pH = 7$は「H^+が1L中に6×10^{16}個あるよ」ってことで，これが「中性」です．

$pH = 6$は「H^+が1L中に6×10^{17}個あるよ」ってことで，これが「酸性」です．

$pH = 8$は「H^+が1L中に6×10^{15}個あるよ」ってことで，これが「アルカリ性」です．

知っておこう！ 酸塩基平衡

人の動脈血のpHは7.35～7.45に保たれるように制御されています．
この制御のことを酸塩基平衡とよびます．
なので，人の動脈血は弱アルカリ性になります．
では，pH＝7.4のときのH$^+$の数は？　ってことになりますよね．
この計算はとてもむずかしいので，計算しておきました．
pH 8がpH 7になるに従い，数値はだんだん増えていきます．

　　pH 8　＝0.00000001mol/L
　　pH 7.4＝0.00000004mol/L
　　pH 7　＝0.0000001mol/L

では，pH 7.4の1L中のH$^+$の個数は？
　　pH 7.4＝0.00000004mol/L
　　　　　＝H$^+$個/L＝(6×10^{23}個/L)×(4×10^{-8}個/L)
　　　　　＝6×4×10$^{23-8}$
　　　　　＝24×10^{15}個/L

　pH 7.4は24×10^{15}個のH$^+$が1Lの血液の中にあって，常にこの数になるように制御されていると考えることができるのです．

　人は，糖質，タンパク質，脂質など栄養素の代謝に伴い，1日あたり約20,000mmol（20,000mEq）の酸（H$^+$）が作られます．
20,000mmolは20molで，1molのH$^+$の数は6×10^{23}個ですから，
6×10^{23}個×20＝12×10^{24}個
のH$^+$が増えていき，酸性に傾いていきます（pHが下がっていく）．
　pHが下がっていくと（アシドーシス）人は生きていけません．ですから，人は増加したH$^+$を呼吸や腎臓（尿）によって排出して，pHを一定に調節するのです．

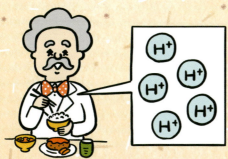

1日あたり20,000mmolの酸（H$^+$）が作られます

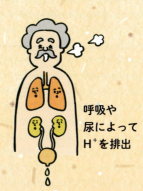

呼吸や尿によってH$^+$を排出

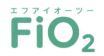

FiO₂ ― 酸素濃度100％を1としたときの吸入酸素濃度の表し方

吸入酸素の濃度はFiO₂（fraction of inspiratory oxygen）で表されます。

fractionは，「分数，断片，小部分」という意味です。FiO₂は酸素濃度100％を1としたときの吸入酸素濃度の表し方になります。酸素濃度100％を1にするには，設定されている酸素濃度を100％で割ればよいのです。fractionは，分数ですもんね。

空気の場合，酸素の割合は21％ですから，21％を100％で割ります。よって，21％÷100％＝0.21になります。

この本は単位の書籍なのですが，残念ながら**この数値には単位はありません**。「FiO₂：0.21」といいます。**「FiO₂：21％」といわれることが医療現場では多いですが，これは間違いです**。カルテなどに記入するときは注意しましょう。

また，酸素濃度の％と吸入酸素濃度のFiO₂の使い方を間違えないようにしましょう。

知っておこう！ P/F ratio（P/F比）

FiO₂を使用した計算式の1つに，肺が酸素を取り入れる能力を表すP/F ratio（P/F比）というものがあります。

Pは動脈血酸素分圧（PaO₂）で，FはFiO₂で吸入酸素濃度ですね。

健康な人ならば，酸素濃度が21％の空気を吸って，PaO₂は90mmHgになります。ですから，P/F ratioは，90mmHg÷0.21≒429という数値になります。90mmHg÷21％≒4.3ではありません。

呼吸不全の患者さんで吸入する酸素濃度が50％のとき，PaO₂が90mmHgであったとすると，このときのP/F ratioは，90mmHg÷0.5＝180となります。

P/F ratioが200を下回ると，重症な呼吸不全である急性呼吸窮迫症候群（ARDS：acute respiratory distress syndrome）という診断の指標の1つになります。

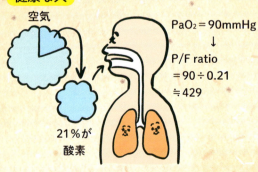

健康な人

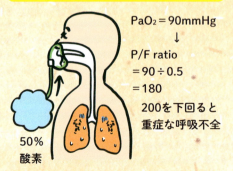

呼吸不全で50％酸素を投与中の人

［濃度］練 習 問 題

● **問題1**
血漿と等張液の食塩水は何％か？

● **問題2**
血漿と等張液のブドウ糖液は何％か？

● **問題3**
抗菌薬0.5gを5mLで溶解したのち300mgを注射するには，何mL吸えばよいか？

● **問題4**
抗菌薬1gを5mLで溶解したのち700mgを注射するには，何mL吸えばよいか？

● **問題5**
300mg／5mLと記載された注射薬を240mg投与するのに使用される薬液量を求めよ.

● **問題6**
10％塩化ベンザルコニウムを用いて0.05％の希釈液1,000mLを作りたい. 必要な薬液量を求めよ.

● **問題7**
pH7は（　　a　　）性である.
pH8は（　　b　　）性である.
pH6は（　　c　　）性である.

● **問題8**
リトマス試験紙の青が赤に変わった.
（　　a　　）性である.
リトマス試験紙の赤が青に変わった.
（　　b　　）性である.

リトマス試験紙の色が変わらなかった.
（　　c　　）性である.

● **問題9**
動脈血のpHは，（　　　　　）で調節されている.

● **問題10**
動脈血の水素イオンは栄養素の代謝によって（　a　）し，pHは（　b　）する.
（　a　）した水素イオンは呼吸や尿によって（　c　）され，pHは（　d　）に調節される.

● **問題11**
動脈血のpHの正常値は？

● **問題12**
動脈血のpHが7.20である. アシドーシス・アルカローシスのうちどちらか？

● **問題13**
動脈血のpHが7.50である. アシドーシス・アルカローシスのうちどちらか？

● **問題14**
患者に胃管を挿入した. 正しく挿入されたかを確認するために，胃管からシリンジで臓器内の液体を吸って，リトマス試験紙で確認することにした.
何色のリトマス試験紙を使用するか？

［濃度］ 解 説 と 答 え

● 問題1

→p.26参照

答え：0.9%

● 問題2

→p.26参照

答え：5%

● 問題3

静脈注射に使用する抗菌薬は粉末で微量であるため輸液量としては換算しなくてよいです.

単位を同じにして比で考えましょう

300mgは0.3gです.

$$0.5g : 0.3g = 5mL : x\,mL$$

$$x = \frac{0.3g \times 5mL}{0.5g}$$

$$= 3mL$$

答え：3mL

● 問題4

単位を同じにして比で考えましょう

700mgは0.7gです.

$$1g : 0.7g = 5mL : x\,mL$$

$$x = \frac{0.7g \times 5mL}{1g}$$

$$= 3.5mL$$

答え：3.5mL

● 問題5

注射薬1mLに何mgの薬物量が入っているかを求めます.

$$300mg \div 5mL = 60mg$$

投与したい薬物量は240mgなので，1mLの薬物量で割ります.

$$240mg \div 60mg/mL = 4mL$$

答え：4mL

● 問題6

10%塩化ベンザルコニウムは100mL（100g）に10gの溶質が入っています.
1gの塩化ベンザルコニウムが入っている量は

$\qquad$ 100mL÷10g＝10mL

つまり，10mLに1gの塩化ベンザルコニウムが入っています.
1,000mL中に0.05%となる溶質量を求めると

$\qquad$ 1,000mL×0.05%＝1,000×0.05÷100＝0.5g

（%を数値化するために100で割ります）

10mLに溶質として必要な0.5gを掛けます.

$\qquad$ 10mL×0.5g＝5mL

答え：5mL　（希釈する水の量は995mLになります）

● 問題7
答え：a 中，b アルカリ，c 酸

● 問題8
答え：a 酸，b アルカリ，c 中

● 問題9
答え：水素イオン（H^+）

● 問題10
答え：a 増加，b 低下，c 排出，d 一定

● 問題11
答え：7.35〜7.45

● 問題12
答え：アシドーシス

● 問題13
答え：アルカローシス

● 問題14
胃液は酸性であるため，青のリトマス試験紙でチェックすると赤になります.
もし，色が変わらなければ，胃管が気管内に入っていることがわかります.

答え：青

5. 圧力

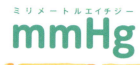

mmHg（ミリメートルエイチジー） 圧力の単位で，水銀を持ち上げる力．「ミリメートル水銀柱」ともいう

　平地で暮らす私たちは，自分には感じられない圧力のもとに生きています．それは「大気圧」であり，その圧力は1気圧です．1気圧は **1atm** という単位で書かれ，1アトムと教わりました．しかし，この読み方では海外では伝わらないそうです．atmosphere（アトモスフィア） pressure（プレッシャー）の略なので，「アトモスフィア」とよぶのが正式のようです．

　……と，最初から難しい話になってしまいましたが，1気圧という圧力があることによって，私たちは生きていることができるのです．

　1気圧は水銀を760mm（76cm）持ち上げる力で，これを760mmHgと表します． mmHgは医療でよく使用されますね．そうです，血圧の単位です．最高血圧が100mmHgというと，水銀を100mm（10cm）持ち上げる力で，心臓から大動脈を通じて全身に血液を送っている圧力を表しています．

cmH₂O（センチメートルエイチツーオー） 圧力の単位で，水を持ち上げる力．1mmHg≒1.3cmH₂O

　"mmHg"という単位について，「水銀なんて生活で使わないもので言われてもよくわからない．なんで日頃から目にする水じゃないの？」と思う方もいるのではないでしょうか？　その理由は，水を用いて血圧を測定するには，2m以上の大きな水血圧計を作る必要があるのです．そこで，水の13.6倍重たい水銀を使って水銀血圧計を作れば30cm程度の大きさで作ることができます．「水銀は水より約13倍重たい」と覚えておくといいでしょう．

　最高血圧100mmHgは水銀を10cm持ち上げる力ですが，血液の比重は水とほぼ同じですので，水では13倍の1,300mm持ち上げる力となり，cmにすると130cmになります． これを水柱圧として130cmH₂Oと表します．mmHgをcmH₂Oに換算するには1.3倍します．

　水血圧計であったら大きすぎてベッドサイドに運べませんが，水銀血圧計であればベッドサイドに持ち運ぶことができて便利ですよね．そのため，小さな血圧計を作るのに水銀を使ったわけで，その単位もmmHgになったのです．

　　　　　※水銀血圧計や水銀体温計は，水俣条約および水銀汚染防止法等により2021年1月1日以降の製造，輸出入が禁止されます．現在，病院などの臨床現場ではほぼ使用されていません．

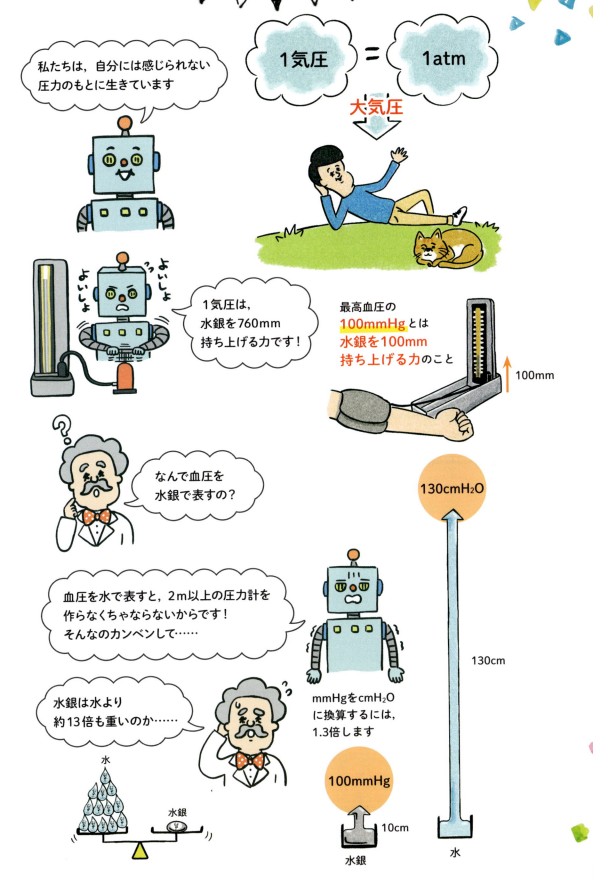

動脈血圧と静脈血圧

動脈血圧は左心室の圧力と同等で，約100mmHg
静脈血圧は右心房の圧力と同等で，約5mmHg

　心臓には4つの部屋がありますが，その4つの部屋の圧力は，だいたい5mmHgの倍数で表すことができます．この4つの正常値を覚えておくと役に立ちます．**左心室の圧力が約100mmHgですから，血圧として測定している最高血圧も約100mmHg**になるのです．

　一方，右心房の圧力は約5mmHgです．ということは，**静脈血圧も約5mmHgで，水柱圧で表すと水銀の13倍になりますから，約65mmH$_2$O（6.5cmH$_2$O）**で，水を6.5cm持ち上げる力になります．

　そのため，静脈に自然滴下で点滴を行う場合，薬液ボトルは患者さんから1mぐらいの高さに吊るして落差圧を利用します．薬液は水とほぼ同じ比重なので，1mの高さに吊るされたときの落差圧は100cmH$_2$Oになります．静脈血圧の6.5cmH$_2$Oより薬液ボトルの落差圧100cmH$_2$Oの圧力の方が高いので，薬液は静脈に流れていきます．

　では，薬液ボトルが空っぽになってしまったらどうなるでしょうか．このときの輸液ラインには静脈血圧が加わっているので，心臓の高さ（腋窩中線）から6.5cmの高さのところで薬液は停止して，空気が体に送られることはないのです．

知っておこう！

Torr（トール）

　mmHgとほぼ同じ値を意味する単位に，Torrがあります．Torrは17世紀のイタリアの物理学者Evangelista Torricelliの名前から由来しています．彼は地動説を唱えたことで有名な天文学者・物理学者ガリレオ・ガリレイの弟子として，ともにさまざまな研究を行い水銀血圧計の発明者としても知られています．生体内の圧力の単位として使用され，血圧はmmHgで表されますが，血液ガス分析ではTorrが用いられることがあります．

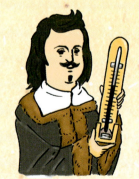

エヴァンジェリスタ・トリチェリ

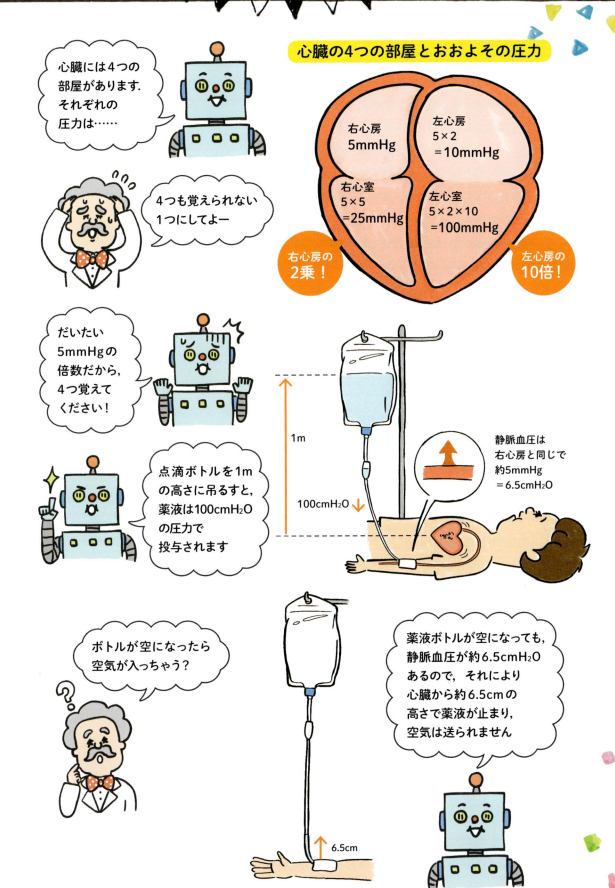

胸腔内圧

胸腔内は常に陰圧で，呼気時は約-3cmH₂O，吸気時は約-7cmH₂Oとなる

　ティッシュを口につけて息を吸ってみてください．ティッシュは口に吸いつきますね．このことからもわかるように，私たちが**自然呼吸で息を吸うときの肺胞の圧力はマイナス（陰圧）**になっています．反対に息を吐くとき，ティッシュはひらひらとたなびきますから，肺胞はプラスの圧になっています．しかし，それほど大きな圧ではありません．

　呼気時の胸腔内圧は約-3cmH₂Oで，**吸気時の胸腔内圧は約-7cmH₂O**に下がります．肺は胸腔に取り囲まれているため，横隔膜が下がって胸郭が広がることによって，胸腔内圧はマイナスになります．この圧力によって肺胞は広げられ，肺胞の圧力は-3cmH₂Oに低下し，空気が肺に流れ込んできます．これが吸気です．

　呼気に転換すると，胸腔内圧は-3cmH₂Oに戻り，肺胞の圧力が0cmH₂Oになって空気が吐き出されます．0cmH₂Oになるといっても，肺胞がつぶれているわけではありません．**肺サーファクタント**という物質が肺胞を覆っているために，肺は呼気のときも膨らんだ状態のまま，ゼロ圧で保たれているのです．

　よって，空気が呼気のときにも残っていますから**機能的残気量**というものが存在し，肺にやさしい呼吸を行うことができるのです．

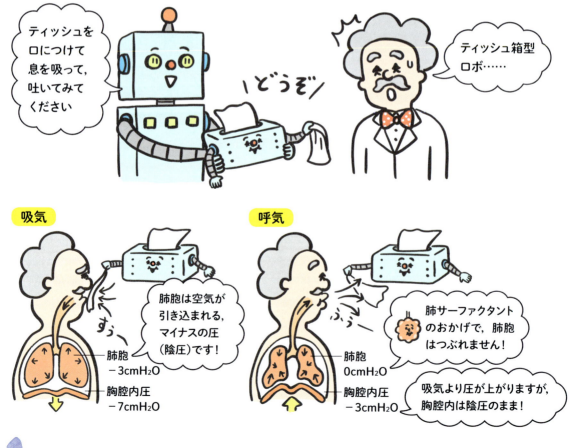

> 臨床で気をつけよう！

「気胸」と「胸腔ドレナージ」

　気胸を起こすと，肺胞が破れて，そこから漏れた空気が胸腔にたまってしまいます．すると，胸腔内圧がマイナスに保たれず上昇してしまうため，肺胞はつぶれてしまい，呼吸困難になります．この場合，胸腔ドレナージを行う必要があります．

　胸腔ドレナージは，低圧持続吸引器で胸腔内から空気を引いて胸腔内圧をマイナスに保つことで，肺胞を膨らませようという治療法です．

　吸気時の胸腔内圧は約 $-7\text{cmH}_2\text{O}$ ですから，さらにマイナスの圧で吸引しないといけないため，低圧持続吸引器の圧力は，$-10\text{cmH}_2\text{O}$ ぐらいに設定されます．

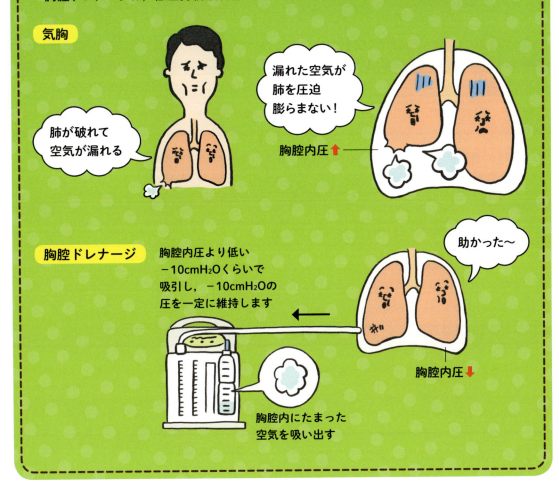

人工呼吸器とPEEP

人工呼吸器ではプラスの圧をかけて肺に空気を送り込むが，呼気時にも低い圧を加えて肺を膨らんだ状態に保つ．これをPEEPという

　肺の圧を表すのに水柱圧（cmH$_2$O）を使うことがわかったと思います．ですから，人工呼吸器で換気したときの圧を表すのにもcmH$_2$Oの単位が使われます．
　人工呼吸器は自発呼吸と異なり，強制的に空気が送り込まれるので，常にプラスの圧になります．吸気圧を15cmH$_2$Oというような圧で設定します．非常に膨らみにくい硬い肺では，40cmH$_2$O以上に設定することもあります．

　成人の肺胞の表面積は全部で100m^{2}ほどあり，テニスコートの半面くらいといわれています．吸気圧15cmH$_2$Oというのは，15cm水を持ち上げる力ということです．テニスコート半面に15cmの高さになるように水を注いだら，大量の水が必要ですね．
　さらに，肺は呼気のときにも常に膨らんでいなければなりません．そこで，呼気にプラスの圧をかけるPEEP（positive end-expiratory pressure, 呼気終末気道陽圧）があります．PEEPは通常5cmH$_2$O程度に設定し，酸素の取り込みをよくし，肺胞を膨みやすくします．

知っておこう！ 気管チューブのカフ圧

　人工呼吸を行う際には，人工気道である気管チューブが挿入されます．チューブと気管との隙間を埋めるために，カフとよばれる風船が先端近くについています．このカフの圧力は20〜30cmH$_2$O程度とされています．mmHgで表示されている場合には，15〜23mmHgになります（cmH$_2$OをmmHgに換算するには1.3で割ります）．
　この圧力は，気管の動脈を圧迫しない程度の圧力です．圧力が低いと空気が漏れてしまいますが，高すぎると気管粘膜の血流が断たれてしまいます．

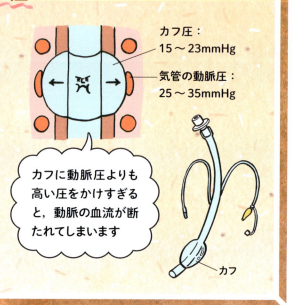

カフ圧：15〜23mmHg
気管の動脈圧：25〜35mmHg

カフに動脈圧よりも高い圧をかけすぎると，動脈の血流が断たれてしまいます

カフ

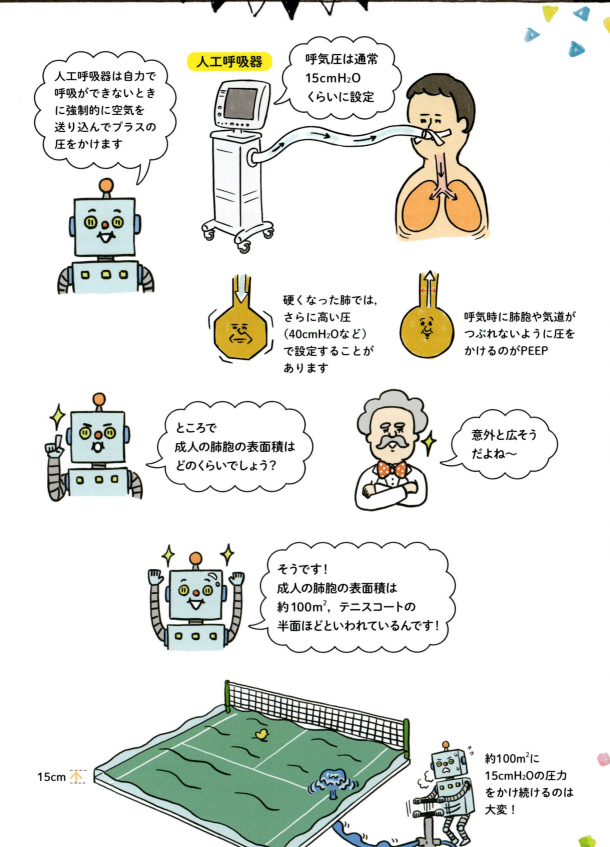

PaO_2（動脈血酸素分圧）と $PaCO_2$（動脈血二酸化炭素分圧）

動脈血中に含まれる酸素／二酸化炭素の圧力.
呼吸機能の指標となる

　1気圧は760mmHg, つまり, **私たちの周りを取り囲んでいる空気の圧力は760mmHg**です. 私たちはこの空気を吸って肺胞から肺毛細血管に酸素を取り込み, 酸素が各臓器に運ばれて生命が維持されています.

　この**空気は21％の酸素と78％の窒素**, そして微量の二酸化炭素などで構成されています.

　つまり, 酸素は760mmHg×0.21≒160mmHgという圧力で私たちの目の前に存在しています. この圧力を**分圧**といいます.

　私たちがまわりの空気を吸ったときに160mmHgの酸素をすべて使えるかというと, 残念ながらすべては使えません. 肺胞に入った空気は加湿されて最大限の水蒸気が含まれるため（相対湿度100％）, その水蒸気の圧力（飽和水蒸気圧）の分, 空気の圧力が47mmHg奪われてしまい, 酸素の圧力は（760－47）mmHg×0.21≒150mmHgになります.

　さらに, 酸素より25倍拡散効率の高い二酸化炭素が酸素より先に移動します. 拡散効率の高い二酸化炭素が肺毛細血管から肺胞に移るときに酸素が使われてしまい, 呼吸商0.8（二酸化炭素が肺胞に8個移動するとき, 肺胞内の酸素が10個消費されてしまう）によって肺胞で使える酸素が減ってしまいます. 動脈血二酸化炭素分圧（$PaCO_2$）の正常値は40mmHgですので, 肺胞で使える酸素は,

　　肺胞気酸素分圧（P_AO_2）＝（760－水蒸気圧）×酸素濃度－動脈血二酸化炭素分圧／呼吸商

　で計算でき, P_AO_2＝（760－47）mmHg×0.21－40mmHg/0.8≒100mmHgになります. この100mmHgが肺胞で使える酸素です.

　　──── 50mmHgの酸素が消費される

　この酸素が肺胞から肺毛細血管に移動しますが, 残念ながら酸素は拡散効率が悪いために全部は移動できません. 移動できるのは正常な人でも90mmHgです. そのため, 動脈血酸素分圧（PaO_2）の正常値は90mmHgになります.

　このときのP_AO_2とPaO_2の差は10mmHgです. これを肺胞気動脈血酸素分圧較差（A-aDO_2）とよびます. 肺の拡散能が悪いとこの差が大きくなり, 病的な肺胞であることが判断できます.

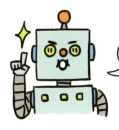

私たちの周りの空気は760mmHg．そのうち，酸素は21％なので，760×0.21≒160mmHgの圧力になります

意外と少ないってことかぁ……

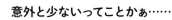

1気圧＝760mmHg

酸素 21％ ／ 窒素 78％ ／ 微量の二酸化炭素など

160mmHg

しかし，いくらがんばって吸っても，760mmHg×21％≒160mmHgの酸素のすべてを使えるわけではありません！

まず，肺胞に入ると加湿により47mmHgが失われます

760mmHgの空気

この酸素の圧力は（760−47）mmHg×21％≒150mmHg

肺毛細血管に移動できる酸素は90mmHg

二酸化炭素

二酸化炭素（$PaCO_2$：40mmHg）が肺胞に入ってくるときに酸素（$PaCO_2$÷呼吸商＝40mmHg÷0.8＝50mmHg）が使われて100mmHgに減ります

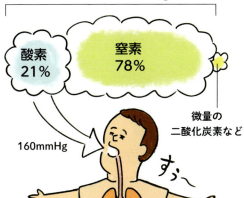

PaO_2（動脈血酸素分圧）　　P_AO_2（肺胞気酸素分圧）

P_AO_2とPaO_2の差＝A-aDO_2
（肺胞気動脈血酸素分圧較差）

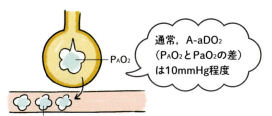

通常，A-aDO_2（P_AO_2とPaO_2の差）は10mmHg程度

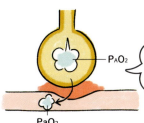

A-aDO_2（P_AO_2とPaO_2の差）が大きい場合は拡散能が悪くなっていると考えられます！

高度と気圧の変化

　富士山の山頂の気圧は，630hPa ≒ 470mmHg ですが，酸素の濃度は 21％ と平地と変わりません．
　470mmHg × 0.21 ≒ 100mmHg の酸素しか富士山の山頂にはありませんので，普通に呼吸をしていたら肺胞で使える酸素は，前ページのように計算すると
　（470 − 47）mmHg × 0.21 − 40mmHg/0.8 ≒ 40mmHg になり，低酸素血症になってしまいます．そのため呼吸回数を増やして $PaCO_2$ を下げることで PaO_2 を上げるような調節が行われます．

　では，富士山より高いところを飛ぶ飛行機はどうでしょうか？
　飛行機内の気圧は約 0.8 気圧に調節されています．したがって，
760mmHg × 0.8 ≒ 610mmHg になっています．
　酸素濃度は 21％ で，地上と同じになっているので，
　（610 − 47）mmHg × 0.21 − 40mmHg/0.8 ≒ 70mmHg の酸素があります．
　これなら，健康な人であれば少し呼吸回数を増やすことで，低酸素血症にはならずに楽しい旅行に出かけることができます．

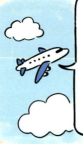

飛行機内の気圧は約 0.8 気圧に調節されていて，
（760mmHg × 0.8atm − 47mmHg）× 0.21 − 40mmHg/0.8 ≒ 70mmHg の酸素を使えるため，少し呼吸回数を増やせば快適に過ごせます

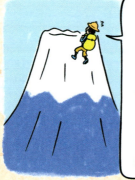

富士山の山頂の気圧は 470mmHg であるため，
（470 − 47）mmHg × 0.21 − 40mmHg/0.8 ≒ 40mmHg の酸素しか使えないため，呼吸回数をたくさん増やして（$PaCO_2$ を下げて）対処しています

Pa (パスカル)
国際単位として使われている圧力の単位．吸引器や酸素ボンベに使用される

　天気予報のときにヘクトパスカル(hPa)という言葉を聞いたことがあると思います．「950hPaの大型の台風が日本に近づいています」なんて使われていますね．これは，大気圧を表現しているのです．

　1気圧は760mmHgであり，1,013hPaとも表すことができますが，大気圧は一定ではなく天気によって常に変化しています．台風の950hPaは1,013hPaより低いので低気圧ですね．台風は，日本を通り過ぎるにしたがって徐々にエネルギーを失い，温帯低気圧になっていきます．

　Pa（パスカル）は国際単位として統一され，使われるようになりました．1気圧は101,330Paです．1/100で表したのがhPa（1気圧は1,013hPa），1/1,000がkPa（キロ）（1気圧は101.33kPa），1/1,000,000がMPa（メガ）（1気圧は0.10133MPa）で，hPa⇒kPa⇒MPaの単位になるほど大きな圧力を表すときに使います．

　Paは医療現場では吸引器の圧力や酸素ボンベの圧力で使われています．吸引の圧力はkPaで表され，**口鼻腔吸引の圧は－20kPa**とされています．

　以前はmmHgが吸引圧に使われていたため，いまだに医療現場ではmmHgが混在して使われています．

　kPaとmmHgの換算式は，
　xkPa＝$y$mmHg÷7.5　と　$y$mmHg＝xkPa÷0.133になります．
　したがって，－20kPaは－150mmHgになります．

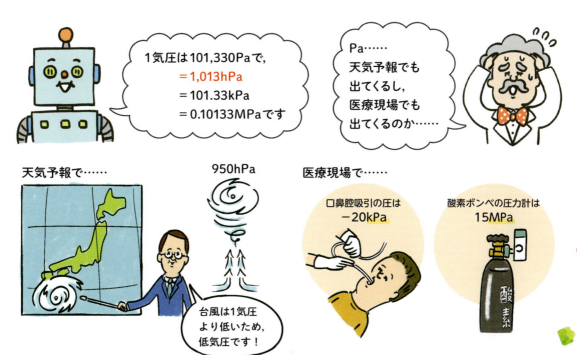

kgf/cm² キログラムフォースパー平方センチメートル

古いタイプの酸素ボンベの内圧計に使用されている単位．
1気圧＝1kgf/cm²≒0.1MPa

酸素ボンベの内圧計は，国際単位であるMPaになってきています．しかし，kgf/cm²で表示された古い内圧計がいまだに医療現場に残っています．1気圧＝1.033kgf/cm²ですが1kgf/cm²と考えればいいでしょう．1.033kgf/cm²＝0.10133MPaですが，0.1MPaと考えれば1kgf/cm²≒0.1MPaになります．

医療現場でよく使用する酸素ボンベの大きさは3.4L型です．ここに150kgf/cm²の圧力，大気圧が1kgf/cm²ですから150倍に圧縮された酸素が詰め込まれているのです．kgf/cm²で表示された圧力であれば，その数値にボンベの大きさを掛ければいいのです．したがって，満タン時の酸素量は，3.4L×150＝510Lなので，約500Lになります．

3.4Lの酸素ボンベの内側の表面積を計算すると1,560cm²になります．150kgf/cm²は1cm²という小さな面積に150kgという重さが加わっているということです．すなわち，1,560×150＝234,000kg＝234トンの重さ（圧力）が加わっていることになります．酸素ボンベの中に150kgのお相撲さんが1,560人も住んでいるのと同じと考えてください．そのため，酸素ボンベを倒して破損させてしまうと，50mも離れたところまで飛んで行ってしまうエネルギーをもっているのです．危険なことが起こるので，取り扱いには十分注意しましょう．

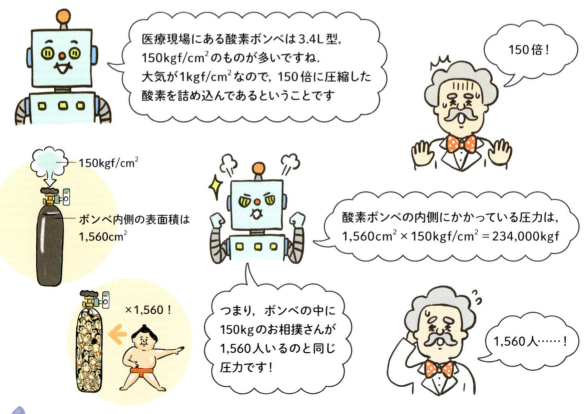

酸素ボンベの使用可能時間の計算方法については，次の例題を解いて理解しましょう．

例題

① 150kgf/cm² の 3.4L 型酸素ボンベを 1L/分(min)で使用した場合の使用可能時間を求めよ．

3.4L 型酸素ボンベに入っている酸素の量は
　3.4L × 150kgf/cm² = 510L

1L/min で使用した場合は，510分使えます．
　510L ÷ 1L/min = 510分

それを60分で割れば時間に換算できます．
　510分 ÷ 60分 = 8.5時間

　　　　　　　　　　　　　　　　　　　　　　　答え　8時間30分

② 15MPa の 3.4L 型酸素ボンベを 1L/min で使用した場合の使用可能時間を求めよ．

15MPa を kgf/cm² に換算するには10倍します．したがってボンベに入っている酸素の量は，
　15MPa × 10 × 3.4L = 510L

1L/min で使用した場合の使用時間は
　510L ÷ 1L/min ÷ 60分 = 8.5時間

　　　　　　　　　　　　　　　　　　　　　　　答え　8時間30分

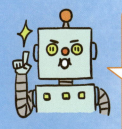

正確には満タンのときの圧力は，150kgf/cm² は 14.7MPa になります．正確にボンベ残圧から使用時間を導き出すには，14.7MPa が使われます．
この 14.7MPa という数値は以下の計算式から求められます．

$$1.033 \text{kgf/cm}^2 : 0.10133 \text{MPa} = 150 \text{kgf/cm}^2 : x \text{MPa}$$

$$x = \frac{0.10133 \text{MPa} \times 150 \text{kgf/cm}^2}{1.033 \text{kgf/cm}^2} ≒ 14.7 \text{MPa}$$

例　題

③酸素を5L/minで吸入している患者．移送時に使用する500Lの酸素ボンベ（満充填時の圧は14.7MPa）で現在の内圧計は7.4MPaを示している．使用可能時間（分）を求めよ．ただし，小数点以下の数値が得られた場合には，小数点以下第1位を四捨五入すること．

最初に，酸素ボンベ内の酸素の残量を導きます．内圧計が7.4MPaを示しているので，満充填時の圧14.7MPaで割って酸素ボンベ内に残っている酸素の割合を計算します．
　　$7.4 \div 14.7 \fallingdotseq 0.5$

500Lのうち0.5（50％）残っているので
　　$500L \times 0.5 = 250L$

酸素の残量は250Lになります．
5L/mで吸入しているので使用可能時間は
　　$250L \div 5L/min = 50$分

答え　50分

④酸素を5L/minで吸入している患者．移送時に使用する500Lの酸素ボンベ（満充填時の圧は150kgf/cm²）で現在の内圧計は60kgf/cm²を示している．使用可能時間（分）を求めよ．ただし，小数点以下の数値が得られた場合には，小数点以下第1位を四捨五入すること．

最初に，酸素ボンベ内の酸素の残量を導きます．内圧計が60kgf/cm²を示しているので，満充填時の圧150kgf/cm²で割って酸素ボンベ内に残っている酸素の割合を計算します．
　　$60 \div 150 = 0.4$

500Lのうち0.4（40％）残っているので
　　$500L \times 0.4 = 200L$

酸素の残量は200Lになります．
5L/minで吸入しているので使用可能時間は
　　$200L \div 5L/min = 40$分

答え　40分

［圧力］ 練 習 問 題

● 問題1

酸素を2L/minで吸入している患者．移送時に使用する500Lの酸素ボンベ(満充填時の圧は14.7MPa)で現在の内圧計は5.3MPaを示している．使用可能時間(分)を求めよ．

ただし，小数点以下の数値が得られた場合には，小数点以下第1位を四捨五入すること．

● 問題2

酸素を3L/minで吸入している患者．移送時に使用する500Lの酸素ボンベ(満充填時の圧は150kgf/cm^2)で現在の内圧計は90kgf/cm^{2}を示している．使用可能時間(分)を求めよ．

ただし，小数点以下の数値が得られた場合には，小数点以下第1位を四捨五入すること．

［圧力］ 解 説 と 答 え

● 問題1

最初に，酸素ボンベ内の酸素の残量を導きます．内圧計が5.3MPaを示しているので，満充填時の内圧の14.7MPaで割って酸素ボンベ内に残っている酸素の割合を計算します．

$$5.3 \div 14.7 \div 0.36$$

500Lのうち0.36(36％)残っているので

$$500L \times 0.36 = 180L$$

酸素の残量は180Lになります．2L/minで吸入しているので使用可能時間は

$$180L \div 2L/min = 90分$$

答え：90分(1時間30分)

● 問題2

最初に，酸素ボンベ内の酸素の残量を導きます．内圧計が90kgf/cm^{2}を示しているので，満充填時の内圧の150kgf/cm^{2}で割って酸素ボンベ内に残っている酸素の割合を計算します．

$$90 \div 150 = 0.6$$

500Lのうち0.6(60％)残っているので

$$500L \times 0.6 = 300L$$

酸素の残量は300Lになります．3L/minで吸入しているので使用可能時間は

$$300L \div 3L/min = 100分$$

答え：100分(1時間40分)

コラム　　　　　　　　　　kgとkgf

　kgは重さの単位. こんなの誰でも知っていますよね. でも, これって, 本当に重さの単位なのでしょうか？　実は, これって, 重さではなく質量を表す単位なのです.

　質量ってなんだ？　ってことになりますが……. 質量は, 「場所によって変化しない, 物体そのものの量」のことです.

　「場所」って何？　ってさらに疑問になりますよね. そう, 私たちは地球という「場所」で, その「質量」を「重さ」として感じられるのです. 地球という場所に住んでいる私たちは, 50kgという質量の物を50kgと感じて, 50kgと呼んでいるのです.

　地球では引力によって物体は地球の中心に引っぱられていて, その物体には引力によって力が加わっているために重さ(重力)を感じるのです.

　ですから, 地球上では50kgの質量の物の重力が加わった重さ(重力・荷重)50kgfと表すのです. 「f」は, force(フォース)と呼び, 力を表しますが, この単位が本当の重さ(重力)なのですね.

　では, 宇宙ではどうでしょう. 宇宙船に乗った宇宙飛行士は, 常に浮いていますね. そうです. 宇宙は無重力なので物の重さはないのです. でも, 質量は変わらず, 地球上で体重が50kgの人は, 宇宙でも50kgのままです.

　1969年にアポロ11号が月面着陸をしました. この映像を見た人は多いのではと思いますが, 重い宇宙服を着た宇宙飛行士がピョンピョンと飛びながら歩いています. これはなぜでしょう. それは, 月の引力は地球の1/6なのです. ですから, 体重50kgの宇宙飛行士は, 月面では8.3kgfの重さになってしまうのです.

　地球上では$9.8 m/s^2$の重力加速度が加わっているため,

$$1kg に働く重力 = 1kg \times 9.8 m/s^2$$
$$= 9.8 kg \cdot m/s^2$$
$$= 9.8N(ニュートン)$$

という関係があります(p.71参照).

> 地球上の物体は引力によって地球の中心に引っぱられています

　ですから, 50kgの体重の人は, 50kgfの重さ(重力)を持っていて, $50kgf \times 9.8N = 490N$という力を持っていると表すこともできます.

　先日, 新幹線に乗って大阪へセミナーをしに行ってきました.

　新幹線の座席にはテーブルが取り付けてありますが, そこには「重量制限：10kg」って書いてありました. 「10kg以上の物を載せないでね」ってことです.

　でも, みなさん, 今までの文章を読んでわかりましたよね. 10kgというのは質量を表すだけで, 重力の加わった重さを表す単位ではないのです. 新幹線が走っているのは地球で

すから，重力を考えた単位で書かなければいけません．ですから，10kgfと書くのが正解です．さらに，国際単位であるN（ニュートン）で表示するのであれば，10kgf × 9.8N ＝ 98Nと書くのが正しいのです．

では，1cm^{2}の面積に50kgfの重さが加わったと考えてみましょう．

単位面積あたりの重さになりますから50kgf/cm^{2}と表すことができて，これは圧力を表す単位になるのです．

1cm^{2}の面積に加わる圧力を示していて，地球上で，1cm^{2}の面積に50kgの質量の物が載っている状態の圧力ですよってことです．

では，固い板の上に上を向いて寝そべっている状態を想像してみましょう．

そして，踵（かかと）の重さが1kgだったとしましょう．固い板には踵の一部分しか触れていません．そして，その面積が1cm^{2}だったとします．

ということは，踵には1kgf/cm^{2}の圧力が加わっていることになりますね．

踵の一部だけに圧力が加わると，血流が悪くなり，このままにしておくと……

そうです．褥瘡になってしまうのですよね．

褥瘡にならないようにするには，体位変換を繰り返し行うことも大切になりますが，ほかにも対策があります．それは，一部分に圧力が加わらなくする方法です．

弾力性・復元力に優れた低反発マットのようなものを踵と板の間に入れることで，体圧を分散することができるのです．体圧分散効果と言います．踵を包むように，接触する面積を増やすのです．

接触する面積が10cm^{2}になったら圧力はどうなるでしょう．

$$1kgf/cm^2 \div 10cm^2 = 0.1\,kgf/cm^2$$

となり，踵に加わる圧力は1/10になり，褥瘡も起こりにくくなるのです．

（実際には低反発マットの弾力性によってそれ以下の圧力に下がります．）

最近，患者さんに触れるフェイスマスクなどの圧迫によって起こる褥瘡対策として，医療関連機器圧迫創傷（Medical Device Related Pressure Ulcer：MDRPU）の予防と管理が進められるようになりました．マスクが皮膚と接触する面積を増やすとか，ある一点に圧力が集中しないようにバランスよくマスクをフィッティングするとか，圧力とその分散というポイントを考えることで褥瘡を防止できるのです．圧力の単位を知ることで患者さんのケアに役立つことでしょう．

6. 速度

　ある休日に100km先の海まで友達と遊びに行きました．ちょうど1時間で着きました．さて，このときの車の速度は？

　途中には信号があったりするので，車の速度の表示は，止まって「0km/時(h)」になったり，ときには「120km/h」のこともあったでしょう．このように一定の速度ではありませんが，1時間(hour)で100km進んだので，100km/時(h)と表現することができます．

　薬剤の点滴でも同様に，速度の考え方を使います．1時間で60mLの生理食塩水を投与する場合，速度は60mL/hとなりますね．さらに，これを1分あたりで考えると，60mL÷60分(min)＝1mLになりますので，1mL/minになります．

　医療現場では，このような点滴の速度のほか，酸素療法の酸素流量，人工呼吸器の送気流量なども，速度の考え方を用いて計算していきます．点滴についてはよく計算をすると思いますが，酸素療法と人工呼吸器については少し難しいので，最後に応用編として載せておきます．

点滴の注入速度

通常「mL/h」で表される，1時間あたりの注入量．
総点滴量÷点滴時間で求められる

　薬剤の量・重さ・濃度についてはp.18～で学びました．その準備した薬剤について，どのくらいの量をどのくらいの時間で投与するのかが，点滴の注入速度となります．

　なお，点滴で使用する輸液セットには，**1mLあたり20滴の成人用輸液セット**と，**1mLあたり60滴の小児用輸液セット**の2種類があります．それぞれの滴下数を覚えておきましょう．

　さらにそこから，「**成人用輸液セットでは，1時間あたりの輸液量を3で割ると1分間の滴下数になる**」「**小児用輸液セットでは，1時間あたりの輸液量がそのまま1分間の滴下数になる**」と覚えておくと，簡単に滴下数が求められます．

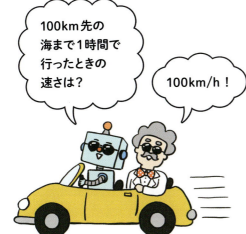
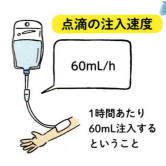
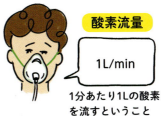

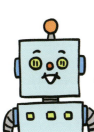

成人用輸液セット
20滴で1mL

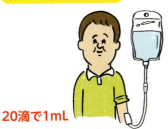

120mL/hを点滴する場合は
120mL ÷ 60分 = 2mL/min
1分間に2mL
20滴 × 2mL = 40滴
つまり，1分間に40滴
↑
120 ÷ 3
1時間あたりの輸液量を3で割ると
滴下数が求められる！

小児用輸液セット
60滴で1mL

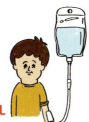

120mL/hを点滴する場合は
120mL ÷ 60分 = 2mL/min
1分間に2mL
60滴 × 2mL = 120滴
つまり，1分間に120滴
↑
滴下数は
1時間あたりの輸液量と
同じ値！

例題

①点滴静脈内注射600mLを5時間で行う．成人用輸液セットを使用した場合の1分間の滴下数を求めよ．

1時間に何mL輸液されるかを計算します．
　600mL ÷ 5時間(h) = 120mL/h

1分間あたりの投与量は60分で割ります．
　120mL ÷ 60分(min) = 2mL/min

1mLが20滴なので，2mLでは
　20滴 × 2mL = 40滴

　　　　　　　　　答え　40滴

②点滴静脈内注射120mLを4時間で行う．小児用輸液セット(60滴/mL)を使用した場合の1分間の滴下数を求めよ．

1時間に何mL輸液されるかを計算します．
　120mL ÷ 4時間(h) = 30mL/h

1分間あたりの投与量は60分で割ります．
　30mL ÷ 60分(min) = 0.5mL/min

1mLが60滴なので，0.5mLでは
　60滴 × 0.5mL = 30滴

　　　　　　　　　答え　30滴

「成人用輸液セットでは，1時間あたりの輸液量を3で割ると1分間の滴下数になる」と覚えておけば，1時間あたりの輸液量は120mLですから，120mL÷3＝40滴と求められます．

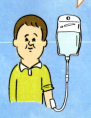

「小児用輸液セットでは，1時間あたりの輸液量がそのまま1分間の滴下数になる」と覚えておけば，1時間あたりの輸液量は30mLですから，そのまま30滴と求められます．

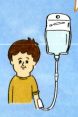

例 題

③「15％塩化カリウム液20mLをブドウ糖で混合し，1,000mLにして15mg/minで点滴静脈内注射」と処方された．1分間あたりの注入速度を求めよ．

15％塩化カリウム液は100mL（100g）に15gの塩化カリウムが入っています．
20mLには何gの塩化カリウムが入っているかを計算します．
ここでも比の計算（p.28）にあてはめてみましょう．

$$100mL : 15g = 20mL : x\,g$$

$$x = \frac{15g \times 20mL}{100mL}$$

$$x = 3g$$

3g＝3,000mgなので，混合した薬液1,000mL中の塩化カリウム量は3,000mg．1mL中の塩化カリウム量は

$$3,000mg \div 1,000mL = 3mg/mL$$

指示は1分間に15mg投与なので，1分間に注入する薬液量をxとし，比の計算にあてはめましょう．

$$3mg : 1mL = 15mg/min : x\,mL/min$$

$$x = \frac{1mL \times 15mg/min}{3mg}$$

$$= 5mL/min$$

答え　5mL/min

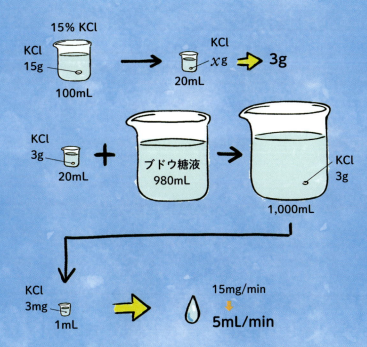

酸素流量と酸素濃度

低流量システムでは酸素と一緒に周りの空気を吸っている

酸素療法といえば，簡易酸素マスクや鼻に装着する鼻腔カニュラが多く使われます．この2つの酸素療法は，酸素と一緒に周りの空気も吸わせる酸素療法なので，低流量システムとよばれます．

では，500mLの1回換気量を1秒間で吸っている患者さんに5L/minの酸素を投与したら，患者さんは何%の酸素を吸っていることになるでしょうか？

1秒間に吸う酸素は，

$5L ÷ 60秒 ≒ 0.083L = 83mL$

1回換気量500mLから83mLを引いた分が空気を吸っている量になりますので，

$500 - 83 = 417mL$

83mLは100%酸素，417mLは21%酸素の空気です．この合計の酸素量を1回換気量で割ると，酸素濃度が算出できますので，

$(83mL × 100\% + 417mL × 21\%) ÷ 500mL ≒ 34\%$

計算では34%になりましたが，呼吸は常に変化しますので吸入酸素濃度も常に変化します．浅くて速い呼吸では吸入酸素濃度は高くなり，深くてゆっくりとした大きい呼吸では吸入酸素濃度は低くなります．

1回換気量 体重1kgあたり10mL

人工呼吸器で換気を行う場合には，患者さんの吸気流量と吸気時間から1回換気量を算出して設定する必要があります．1回換気量は新生児から成人まで変わらず，体重1kgあたりおおよそ10mLと覚えておくといいでしょう．

したがって，50kgの患者さんの1回換気量は10mL×50kg＝500mLになります．

これを吸気時間1秒で吸うには，何L/minの流速でガスを送ればいいでしょうか？

1回換気量を1分間吸い続ける量として，吸気時間（1秒）で割ると計算できますので，

$500mL × 60秒 ÷ 1秒 = 30,000mL/min = 30L/min$となります．

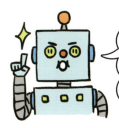

500mLの1回換気量を1秒間で吸っている患者さんに5L/minの酸素を投与したら患者さんは何%の酸素を吸っていることになるでしょうか？

低流量システム

例）体重50kg，1回換気量500mL，吸気時間1秒，5L/minの酸素投与

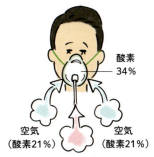

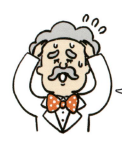

1秒間に吸う酸素マスクからの酸素は
　5L÷60秒≒0.083L＝83mL

酸素マスクの外から吸っている空気の量は
　500mL－83mL＝417mL

1秒間に吸う酸素の濃度は
　（83mL×100%＋417mL×21%）÷500mL
　≒34%

難しい計算は……ムリ!!

1回換気量は新生児から成人まで「体重1kgあたりおおよそ10mL」と覚えてください

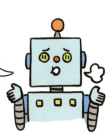

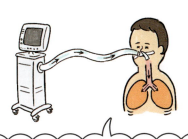

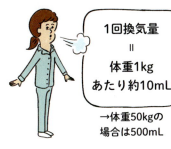

1回換気量
＝
体重1kg
あたり約10mL

→体重50kgの場合は500mL

1秒に送気される流速は
1回換気量500mLを1分間吸い続ける量として，吸気時間（1秒）で割る
500mL×60秒÷1秒＝30,000mL/min
　　　　　　　　　＝30L/min

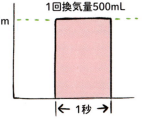

［速度］練習問題

●問題1
友達と海にドライブに行き，5時間後に300km先の海に到着した．
平均速度は何km/hか？

●問題2
8時間で生理食塩水を400mL投与する指示が出た．1時間あたり何mLの速度で投与すればよいか？

●問題3
500mLの輸液を30滴/minで成人用輸液セットを用いて順調に滴下し，70分が経過した．このときの輸液の残量を求めよ．ただし，小数点以下の数値が得られた場合には，小数点以下第1位を四捨五入すること．

●問題4
点滴静脈内注射720mLを4時間で行う．成人用輸液セットを使用した場合の1分間の滴下数を求めよ．

●問題5
点滴静脈内注射420mLを7時間で行う．小児用輸液セットを使用した場合の1分間の滴下数を求めよ．

●問題6
エリスロマイシン300mgを生理食塩液360mLに溶解して3時間で点滴する指示が出た．成人用輸液セットを用いた場合の1分間の滴下数を求めよ．
ただし，小数点以下の数値が得られた場合には，小数点以下第1位を四捨五入すること．

●問題7
1,200mLの輸液を10時間で行うよう指示が出た．成人用輸液セットを用いた場合の1分間の滴下数を求めよ．

●問題8
輸液ポンプを40mL/hに設定して，午前9時から輸液総量が240mLの点滴を開始した．終了予定時刻を求めよ．

●問題9
「15％塩化カリウム液10mLをブドウ糖と混合し，1,000mLにして6mg/minで点滴静脈内注射」と処方された．1分間あたりの注入速度を求めよ．

［速度］解説と答え

● 問題1

300km ÷ 5時間 = 60km/h

答え：60km/h

● 問題2

400mL ÷ 8時間 = 50mL/h

答え：50mL/h

● 問題3

成人用輸液セットは1mLで20滴です．30滴/minでは，1分間に何mL投与されるかを計算します．

30滴/min ÷ 20滴/mL = 1.5mL/min

70分経過しているので1分間の投与量に掛けます．

1.5mL × 70分 = 105mL

残量を計算するには最初の量から投与した量を引けばよいので，

500mL − 105mL = 395mL

答え：395mL

● 問題4

1時間に何mL輸液されるかを計算します．

720mL ÷ 4時間 = 180mL/h

1分間あたりの投与量を求めるには，60分で割ります．

180mL ÷ 60分 = 3mL

成人用輸液セットでは1mLが20滴なので，3mLでは，

20滴 × 3mL = 60滴

答え：60滴

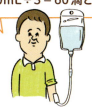

「成人用輸液セットでは，1時間あたりの輸液量を3で割ると1分間の滴下数になる」と覚えておけば，1時間あたりの輸液量は720mL ÷ 4時間 = 180mLなので，180mL ÷ 3 = 60滴と求められます．

● 問題5

1時間に何mL輸液されるかを計算します．

420mL ÷ 7時間 = 60mL/h

1分間あたりの投与量は60分で割ります．

60mL ÷ 60分 = 1mL/min

小児用輸液セットでは1mLが60滴なので1分間の滴下数は60滴

答え：60滴

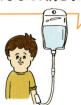

「小児用輸液セットでは，1時間あたりの輸液量がそのまま1分間の滴下数になる」と覚えておけば，1時間あたりの輸液量は420mL ÷ 7時間 = 60mLですから，そのまま60滴と求められます．

［速度］解説と答え

● 問題6

静脈注射に使用するエリスロマイシンは粉末で微量であるため，輸液量として換算しなくてよいです．そのため，
1時間あたりの輸液量は

　　360mL÷3時間＝120mL/h

成人用輸液セットなので，1分間の滴下数は，1時間あたりの輸液量を3で割ります．

　　120mL÷3＝40滴

答え：40滴

● 問題7

1時間あたりの輸液量は

　　1,200mL÷10時間＝120mL/h

成人用輸液セットなので，1分間の滴下数は，1時間あたりの輸液量を3で割ります．

　　120mL÷3＝40滴

答え：40滴

● 問題8

輸液総量を1時間あたりの流量で割ると総時間が計算できます．

　　240mL÷40mL/h＝6時間

午前9時から6時間後は，午後3時です．

答え：午後3時

● 問題9

15％塩化カリウム液は100mL（mg）に15gの塩化カリウムが入っています．
10mLには何gの塩化カリウムが入っているかを計算します．
比の計算（p.28参照）を使いましょう．

　　100mL：15g＝10mL：xg

$$x = \frac{15g \times 10mL}{100mL}$$

$$x = 1.5g$$

1g＝1,000mgなので，混合した薬液1,000mL中の塩化カリウム量は1,500mg．1mL中の塩化カリウム量は

　　1,500mg÷1,000mL＝1.5mg/mL

指示は1分間に6mg投与なので，1分間に注入する薬液量をxとし，比の計算を使いましょう．

　　1.5mg：1mL＝6mg/min：xmL/min

$$x = \frac{1mL \times 6mg/min}{1.5mg}$$

$$x = 4mL/min$$

答え：4mL/min

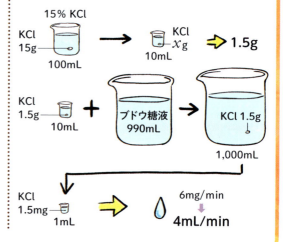

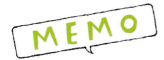

7. 仕事量

「仕事量」とは，どれぐらいのエネルギーを使ったかとか，どれぐらいのエネルギーが必要かという意味で使われます．「50kgの体重の患者さんを1mの高さのベッドに移しました」．こんなことを数値化した仕事量として表すのです．**力を使ってある距離を移動する**という考え方です．

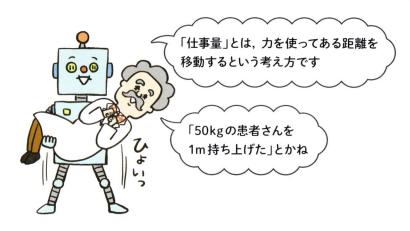

N ニュートン
重力の単位．
1kgの物体が地面にあるとき，9.8Nがはたらく

前の章で「速度」について解説しましたので，今度は**加速度**について考えてみましょう．止まっている車が走り出して10秒後に100km/hの速度になりました．このときの加速度はどうなるでしょう．

加速度というのは，**1秒あたりどのくらいの速度が増加したか**を考えます．10秒後に100km/hになったのですから，10秒で割ればよいのです．

100km/h ÷ 10秒(s) ＝ 10km/h・s

すなわち，1秒間に10km/hずつ速度が増加して，10秒後に100km/hの速度になったのです．

ですが，加速度の単位はkm/秒^2（km/s^2）のように時間を統一しなければなりません．

まずは，100km/hを秒速に直します．秒速にするためには，60分で割って，さらに60秒で割ります．

100km ÷ 60分(min) ÷ 60秒(s) ≒ 0.0278km/s
＝ 27.8m/s

秒速27.8mが100km/hと同じになります．なので，加速度は

10秒後に27.8m/sになったことにより，

27.8m/s ÷ 10s ＝ 2.78m/s^2

なぜ加速度の説明をしたかというと，私たちは地球という重力のある環境で生きているからです．患者さんを持ち上げるときにも，患者さんには常に地球の中心から重力という力が加わっているため，重力に打ち勝つ力が必要なのです．

　この重力には加速度が関係しています．1kgの重さのボールを東京スカイツリーの展望デッキ（高さ350m）の高さから落としたとしましょう．そうすると，引力（重力）によって地球の中心に向かって落ちていきますよね．

　このボールの速度は，**1秒あたり9.8mの速度が増加します**（空気抵抗による減速はないことにします）．

　はい．これは加速度ですから $9.8 m/s^2$ と表せますね．10秒後には98m/sの速度になるのです．98m/sは353km/hです．$9.8 m/s^2$ は重力によって作られるので「**重力加速度**」とよばれます．

　では，1kgのボールに加わる重力はどうなるでしょう．

　　1kgに働く重力＝ $1kg × 9.8 m/s^2$（重力加速度）

　　　　　　　　＝ $9.8 kg·m/s^2$

　　　　　　　　＝ 9.8N

　重力の単位はNを用います．ニュートンって聞けばすぐにわかりますよね！ 万有引力を発見したIsaac Newton（アイザック ニュートン）の名前からつけられた単位です．

　9.8Nは1kgのボールが地面にあるときに働く重力です．

　50kgの患者さんでは

　　 9.8N × 50kg ＝ 490N

になりますね．

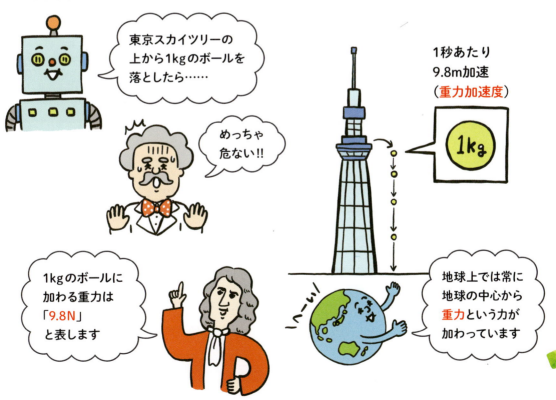

71

J _{ジュール} エネルギーの単位.
1Nの力で1mの距離を移動させたときの仕事量は1J

重力をもつものを持ち上げると，「**位置エネルギー**」をもつようになります．

1kgのボールを1mの高さに持ち上げたときの位置エネルギーは

　9.8N×1kg×1m＝9.8J

Jという単位がここで使われるのです．Jは「エネルギー」の単位で，1Nの力で1mの距離を移動させたときの仕事量をさします．

1kgのボールを1mの高さに移動させるのには9.8Jの仕事量が必要であるということで，50kgの患者さんであれば

　9.8J×50kg＝490J

490Jの仕事量（エネルギー）を使わないと持ち上げられないのです．

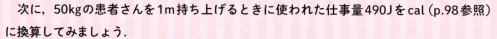

コラム　JとcalTの換算

　次に，50kgの患者さんを1m持ち上げるときに使われた仕事量490Jをcal（p.98参照）に換算してみましょう．

　エネルギー単位calとJの間には下記のような関係があります（熱の仕事当量）．

　　1cal＝4.186J≒4.2J

　　1J＝0.24cal

ですから，50kgの患者さんを1m持ち上げるときに使われるcalは

　　0.24cal×490J＝117.6cal≒120cal

　50kgの患者さんを1m，一生懸命持ち上げても120calしか消費しないのですね．簡単にはやせられないのがよくわかりますね．

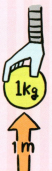

1kgのボールを
1m持ち上げたときの
位置エネルギーは
9.8N×1kg×1m
＝9.8J

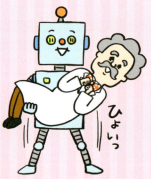

50kgの患者さんを
1m持ち上げた場合は
9.8N×50kg×1m
＝490J
↓カロリーに換算すると
0.24cal×490J
≒120cal

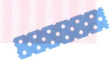

ベクトル

向きをもつ力を表したもの．力の合成により「合力」を生み出せる

では，この患者さんを2人の看護師さんで持ち上げると考えてみましょう．よくシーツを使って患者さんを持ち上げるなんてことをしますよね．ここには，シーツを引っぱるときの角度（θ）と合わさった力＝**合力**（N）の関係があります．「ベクトル」という，力の向きを考えたときに生まれる「**力の合成**」という考え方です．

θが0°というのは，2人の看護師さんがシーツは使わずに横並びになって患者さんを持ち上げると考えましょう．合力は2ですから，2人で490Nの力を作ればよいので，1人は245Nの力を使えばよいことになります．

一方，シーツの一番長いところを真横に2人で引っぱったら，患者さんに加わる力の角度（上方向）に対して90°になるので，合力はゼロ．ということは，いくら強い力で引っぱっても患者さんは一向に持ち上がらないのです．

また，患者さんを中心に60°の角度で斜め上に引っぱると，合力は1なので，1人490Nの力が必要で，1人で持ち上げるのと変わらないことになります．

では，45°では合力が1.414になるので，計算してみると1人347N，30°では合力が1.732なので283Nになり，角度が小さいほど1人の力は少なくてすむことになります．

ですから，患者さんをシーツで持ち上げるときは，できるだけ患者さん近くのシーツを持って患者さんとの角度を小さくして上方向に持ち上げると，楽に持ち上げられることになります．

■角度θと合力の関係

θ	合力（N）
0°	2.000
15°	1.932
30°	1.732
45°	1.414
60°	1.000
75°	0.518
90°	0

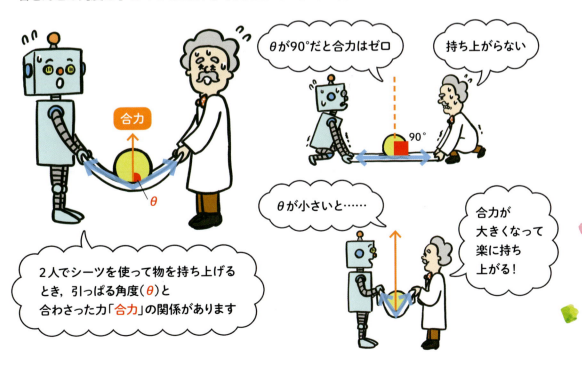

［仕事量］ 練 習 問 題

●問題1
自動車が発車して5秒後に100km/hの速度になった．このときの加速度は？

●問題2
1kgのボールを25mの高さから落とした．5秒後に176km/hの速度になった．このときの加速度は？

●問題3
60kgの体重の患者さんに加わる重力は？

●問題4
60kgの体重の患者さんを1mの高さに持ち上げる時の仕事量(J)は？

●問題5
60kgの体重の患者さんをシーツを使って2名の看護師が1m持ち上げようとしている．患者さんに対してシーツの角度は30°の場合，看護師1人あたりの仕事量は何Jになるか．

［仕事量］ 解 説 と 答 え

● 問題1

5秒後に100km/hになったのですから，5秒で割ります．

$100km/h ÷ 5s = 20km/h・s$

1秒間に20km/hずつ速度が増加したことになります．
でも，加速度の単位はm/s^{2}なので
まず秒速(m/s)に直します．
秒速にするためには，60分で割って，さらに60秒で割ります．

$100km ÷ 60分(min) ÷ 60秒(s) = 100km ÷ 60min ÷ 60s$
$÷ 0.0278km/s$
$= 27.8m/s$

5秒後の秒速が27.8m/sなので，加速度は

$27.8m/s ÷ 5s = 5.56m/s^2$

答え：$5.56m/s^2$

［仕事量］解説と答え

● 問題2

176km/hを秒速に直します.

176km÷60min÷60s≒0.049km/s
$$=49m/s$$

加速度にするために5秒で割ります.

49m/s÷5s＝9.8m/s²

答え：9.8m/s²（これは重力加速度です）

● 問題3

60kg×9.8m/s²（重力加速度）

＝588kg・m/s²（kg・m/s²はN［ニュートン］という重力の単位になります）

＝588N

答え：588N

● 問題4

60kgの患者さんの重力は588Nでした.
なので，588Nに1mを掛けます.

588N×1m＝588J

答え：588J

● 問題5

60kgの患者さんの重力は588Nです.
この患者さんを1m持ち上げるときの仕事量は588Jでしたね.
30°の角度の合力は1.732です（p.73）.
ですから，588Jを1.732で割ります.

588J÷1.732≒339N

339N×1m＝339J

答え：399J

8. 周波数

Hz（ヘルツ）
周波数. 音の高さや, 交流電流に使われる.
1秒間に何回の波があるかを示す

Hzは「ヘルツ」とよびますが, ときどき聞く単位かもしれませんね. これは, 1秒間に何回の波があるかを表す単位, すなわち周波数のことです.

1秒間に5回の波があれば5Hz, 10回なら10Hz. 1,000回なら1,000Hzですが, これは$10 \times 10 \times 10$なので, 10^3ですね. 10^3はk（キロ）で表せますから, 1kHzと表現できます. 1,000mが1kmというのと同じですね.

では, 1,000,000個なら$10 \times 10 \times 10 \times 10 \times 10 \times 10$なので, 10^6です. 10^6は100万という数値ですが, これはM（メガ）という単位で表せますから, 1MHzと表現します. 私がときどき行く居酒屋は,「メガジョッキ」とか「メガ盛り」がウリのお店です. メガは「でっかいよ～！」って意味で使われます.

ところで, みなさんのスマートフォンの容量はいくつですか？　8GBとか32GBとか書いてありますよね. GBは「ギガバイト」.「バイト」はデータのことで, データをどれだけたくさん保存できるかとか, どれだけのデータを通信できるかを表すときに使われていますね. G（ギガ）は10を9回掛けますので, 10^9になり, 10億という数値になります.「ギガ盛り～」は,「めちゃくちゃでっかい!!!」ってことですね.

……と, 話がちょっとずれましたが, 音の周波数について考えてみましょう.

人に聞こえる音の周波数は20～20,000Hz（20kHz）といわれています. **小さい数字が低い音, 大きい数字が高い音**になります. 耳に聞こえないさらに高い周波数の音は**「超音波」**といわれます. 日常会話での周波数は250～4,000Hzです.

ところで, 健康診断で**聴力検査**をしたことがありますか？　「ヘッドフォンを耳につけて, ピーという音がしたらスイッチを押して」という, あの検査です. これは, **1,000Hz（低いほう）**と**4,000Hz（高いほう）**の2種類の音が聞こえるかをチェックする検査ですね.

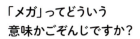
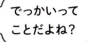

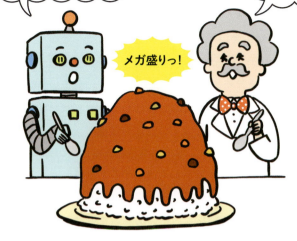

正確には……

$\underset{キロ}{k} = 10^3 = 1,000$

$\underset{メガ}{M} = 10^6 = 1,000,000$

$\underset{ギガ}{G} = 10^9 = 1,000,000,000$

$\underset{テラ}{T} = 10^{12} = 1,000,000,000,000$

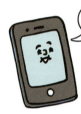

スマホの8GBと32GB，意外と差がありますね！

8GB = 8,000,000,000

32GB = 32,000,000,000

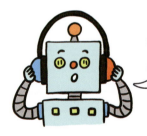

人に聞こえる音の周波数は，20～20,000Hz（20kHz）といわれています．聴力検査では1,000Hz（低いほう）と4,000Hz（高いほう）の2種類で検査します

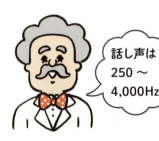

話し声は250～4,000Hz

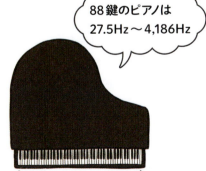

88鍵のピアノは27.5Hz～4,186Hz

↑27.5Hz　↑4,186Hz

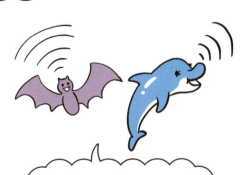

20kHz以上は「超音波」といって人が聞き取れない音になります

コラム　電流と周波数

　周波数について，もう1つみてみましょう．「電気」って言葉を聞くと，コンセントから流れてくる電気を思い浮かべるのではないでしょうか？

　電気がないと生活できませんよね．この原稿を書いている3日前に，北海道胆振東部地震が発生し，道内ほぼ全域の約295万戸が停電になってしまいました．これを「ブラックアウト」というようです．これは，道内の火力発電所の安全装置が作動して，発電機が停止してしまったことが原因です．病院は，それぞれの設備として設置してある自家発電機を燃料（重油など）で動かして，対応していました．燃料がなくなれば発電機も止まってしまうという，不安を抱えながらの病院運営だったでしょう．本当に電気は大切なものです．

　この電気には直流と交流がありますが，では，コンセントから流れてくる電気はどちらでしょうか？

　というと，はい，交流です．交流というのは，周波数をもった波のある電気です．この電気の周波数は，日本では50Hzと60Hzがあります．2種類の周波数がある国はめずらしいそうです．

　なぜ，2種類になったかというと，東京には「ドイツ製」の発電機が，大阪には「アメリカ製」の発電機が輸入されたためです．ドイツ製の周波数は50Hz，アメリカ製は60Hzということで，2つの周波数が日本に併存することになったのです．新潟県の糸魚川と，静岡県の富士川を結ぶ線を境に，この周波数が異なっています．

　みなさんが使っている電気製品には，使えるコンセントの周波数が書いてあります．50Hzと60Hzの両方が使えるもの（電気ポット，電気毛布，テレビなど）から，片方しか使えないもの（洗濯機，乾燥機，電子レンジなど），使えるけど性能が落ちるもの（扇風機，ヘアドライヤー，掃除機など）などがあるので，周波数の異なる地域に引っ越すときには，気をつけてくださいね．

　次に電圧をみてみましょう．コンセントから流れてくる電気の電圧は日本全国で100Vですね．これを「商用交流」とよびます．

　この商用交流が体に流れると感電して，致死性の不整脈である心室細動を引き起こし，死を招くこともあるのです．これを「ミクロショック」とか「マクロショック」とかよびますが，これについては後で説明します（p.90参照）．

　でも，体に電気が流れても問題ないことがあります．たとえば，体に電気を流す医療機器に，電気メスがあります．体に電気を流して，電気メスのメス先にアーク放電を起こし，ジュール熱で組織を蒸発させて，止血とともに切開していく装置ですが，人に電気を流すのに，人には害を与えないのです．なぜかというと，電気メスが流す電気は300kHz〜5MHzという高い周波数であり，心臓に刺激を与えにくいので，心室細動を引き起こすことはないのです．

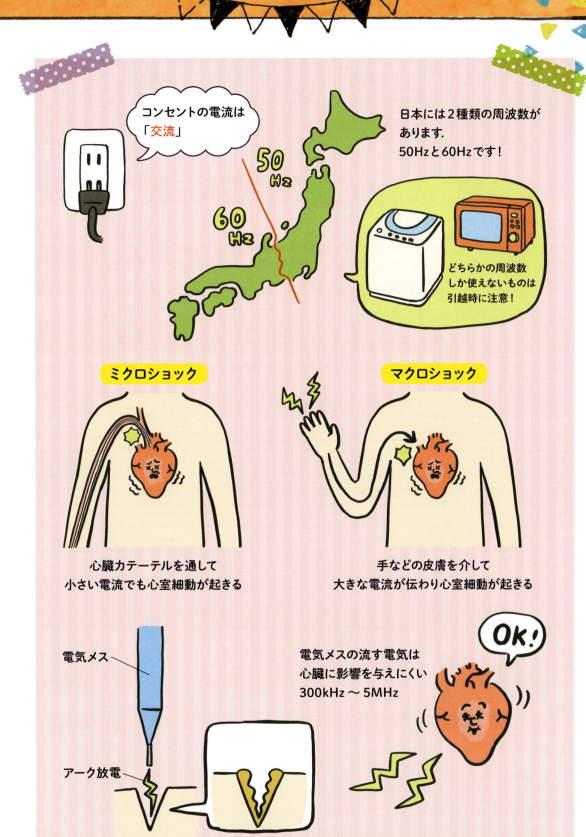

dB (デシベル)
音量（音圧）を示す単位．
Hzが波の数であるのに対し，dBは波の大きさ

　健康診断の聴力検査は，1,000Hz（低いほう）と4,000Hz（高いほう）の2種類の音が聞こえるかをチェックする検査でしたね．聴力検査では，**オージオメーター**という装置が使われ，より高度な検査では，数種類の周波数の音をヘッドフォンに流し，何デシベル（dB）のときに聞こえるか，という検査をします．

　dBを求める計算式では，pHのところでお話ししたlog（ログ）を使用します（p.34参照）．

$$dB = 20\log10^x$$

dBは騒音を表す際によく使われています．病院では騒音を防ぐことは大事ですよね．病院環境の騒音基準は，昼間は50dB，夜間は40dBと決められています．

$$40\,(dB) = 20\log10^x$$
$$x = 40 \div 20$$
$$x = 2$$
$$40\,(dB) = 20\log10^{②} \rightarrow 20 \times 2 = 40\,(dB)$$

　$\log10^2$は「10倍が2個あるよ」ってことです．この2個を前にもっていき20と掛け算すると40となり，40dBと表します．実際には，10倍が2個あるよということですから，100ですよね．ですから，40dBは100という音量です．

　では，60dBを考えてみます．

$$60\,(dB) = 20\log10^x$$
$$x = 60 \div 20$$
$$x = 3$$
$$60\,(dB) = 20\log10^{③} \rightarrow 20 \times 3 = 60\,(dB)$$

60（dB）は10倍が3個ですから，1,000という音量です．

　では，50dBは？　というと，40dBと60dBの真ん中の数値なのですが，難しい計算式にあてはめると316という数値になります．

　すると，夜間の音量は，昼間の約3割の音量に抑えなければならないということになります（100÷316≒0.3）．

　音量の単位にデシベルを用いているのは，100倍1,000倍というとらえ方ではなく，1桁2桁の数値の変化でわかりやすくする目的があると思います．

　60dBと40dBの数値では20の違いしかありませんが，実際には10倍の違いがあって，音量を下げることはとても大変なのです．

　医療機器がたくさんあって，警報がたびたび鳴っている集中治療室（ICU）の騒音を測ってみると，

60dBという数値が表示されることはまれではありません.

　60dBは1,000という音量ですから,病院環境の騒音基準の50dB（316）にするには約1/3の音量に下げなければいけません.「10という違いだから簡単にデシベルを下げられる」と思ったら,それは大間違いなのです.

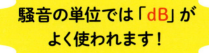
騒音の単位では「dB」がよく使われます！

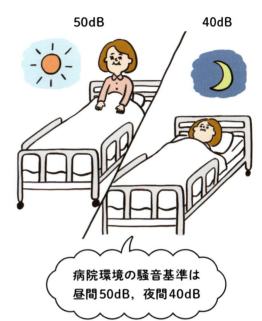
50dB　40dB
病院環境の騒音基準は昼間50dB,夜間40dB

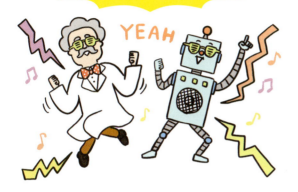
「dB」はlogを使った単位です

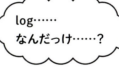
log……なんだっけ……？

$40\text{dB} = 20\log10^{2}$ → 実際は $10 \times 10 = 100$

$60\text{dB} = 20\log10^{3}$ → 実際は $10 \times 10 \times 10 = 1,000$

実際は10倍違う！

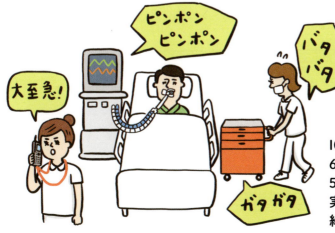

ICUでは60dBになっていることも！50dBに下げるとしたら,実際は1,000から316,つまり約1/3に下げなければいけません

9. 電気

オームの法則

オーム(Ω)は電気の流れにくさ(抵抗)を表す単位.
電圧 (V) = 電流 (I：A) × 抵抗 (R：Ω)

オームの法則は，ドイツの物理学者 Georg Simon Ohm によって発見されました.「オーム」とは抵抗のことで，電気の流れにくさを表す単位です. オームは「Ω(ギリシャ文字のオメガ)」という記号で表されます.

電気といっても，電圧とか電流とかがあって，どう違うのだろうと悩みますよね. 電圧(V)と電流(I)と抵抗(R)には一定の関係があり，**電流と抵抗を掛け算すると電圧になります**.

V＝I×Rということは

I＝V÷R

R＝V÷I

という関係の式も成り立ちます. といってもよくわかりませんね！

そこで，右の図のようなイメージで説明すると理解できるでしょうか. はしごを1段上ると1Vの電圧というエネルギーを得ることにしましょう. 図のはしごは10段ありますから，一番上まで上ると10Vになります.

階段の上にはすべり台があります. このすべり台ですべっていくのですが，途中にカーブが10か所ありました. そのため，なかなかスピードが出ません. このすべりにくさを抵抗とよび，10Ωとしましょう. このときにすべっていくスピードが電流になります.

電流の単位は A です. 電流は，電圧を抵抗で割ればよいのですから

電流(I)＝10V÷10Ω

＝1A

となりますね.

今度は，すべり台の途中のカーブが5か所だったとしましょう. 10か所のときよりもスピードが出ますよね. 5か所なのですべりにくさ(抵抗)を5Ωとしましょう.

このときの電流は

電流(I)＝10V÷5Ω

＝2A

となりますね.

電圧と電流と抵抗の関係式であるオームの法則が少しわかったでしょうか.

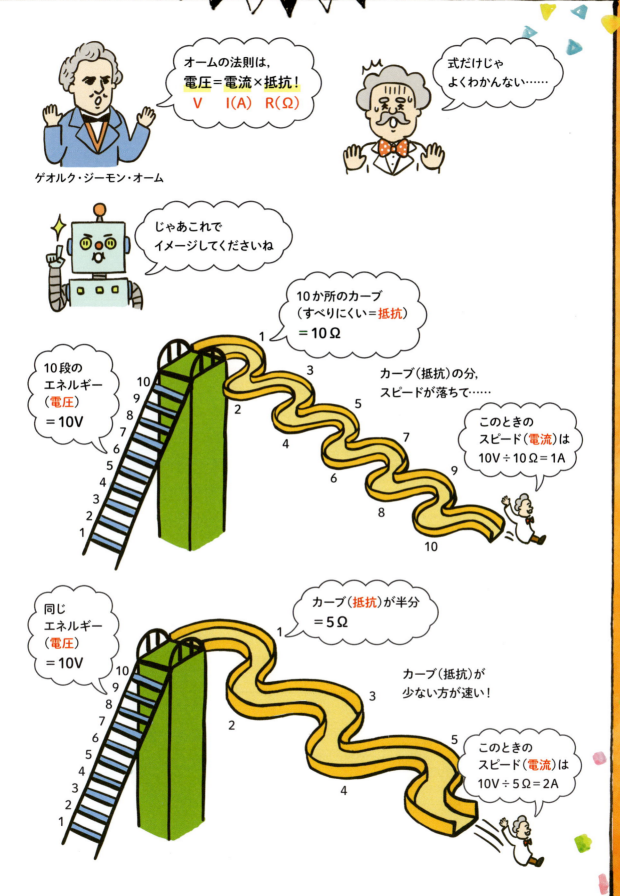

次に，電池をみてみましょう．円筒形の電池の電圧が1.5Vっていうことは知っていますよね？電池には四角い電池がありますが，これは9Vです．また，ボタン電池とよばれる小さな電池には電圧がいろいろあって，1.5Vぐらいから3Vぐらいです．

　このなかの，円筒形の電池を10個つなげて，電球を点灯させます．この電球には15Ωの抵抗があり，この電球に電気が流れると電球が点灯します．

　では，このときの回路に流れる電流は何Aになるでしょう？

　　I(A)＝1.5V×10個÷15Ω
　　　　＝15V÷15Ω
　　　　＝1A

答えは1Aになりますね．

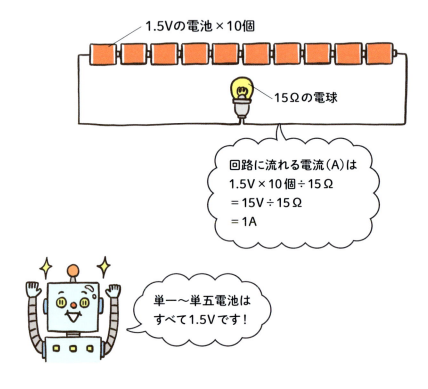

知っておこう！　直流と交流

　電池と電球で作られた回路は，一方向性に電流が流れます．その方向はマイナスからプラスに向かって流れるんですね．一方向性に流れるので直流という流れになります．
　「それじゃ，コンセントから流れてくる電流って直流なの？」いえいえ，交流です．
　「交流？」はい．交流は，プラスとマイナスの波が交互に，1秒間に50回とか60回という速さで変化して電気が流れてきます．これを商用交流とよびますが，詳しくは，p.78のコラム「電流と周波数」を読んでくださいね．
　「プラスとマイナスの波が交互？　それじゃあ電流が流れないじゃん!!!」ってことになりますよね．
　今度は，ノートパソコンを思い浮かべてください．ノートパソコンって，コンセントとバッテリーのどちらでも動きますよね．
　はい．バッテリーは電池と同じなので，直流の電気が供給されるのです．
　「それじゃ，コンセントがつながっているときはどうなってるの？」ってことになりますが，コンセントにつなげるコードをよーく見てみましょう．途中に四角い箱がありますよね．「ACアダプタ」って書いてあることが多いです．
　これは，コンセントから供給された交流の電気を直流に変える役割があるんですね．ACアダプタで直流に変換された電気がパソコンに供給されるのです．
　「スマートフォンの充電器には四角い箱がないよ？」って，いやいや，コンセントに差し込んでいる部分に四角い箱があるでしょ．それがACアダプタの役割です．スマートフォンも直流で動いていますから，「あー充電が切れちゃった！　困るー!!!　携帯用のバッテリーも忘れちゃった!!!」といって，コンビニなどでとりあえず買う充電器って，電池が入っていますよね．そうです．携帯用のバッテリーももちろん直流で，電気が流れてスマートフォンが充電できるのです．
　「じゃあ，四角い箱のない電源コードの家電製品は交流で動いてるんだ！」って思うかもしれませんが，違うんです．
　まっすぐな電源コードで動く家電製品には，本体の中に交流から直流に変換する変換機が入っていて，変換された直流の電気で家電製品は動いています．もちろん医療機器も同じです．その変換機で，家電製品に流す電圧も調整しているのです．

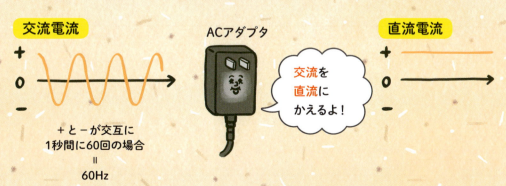

W 電力の単位.
W＝電圧（V）×電流（A）

医療機器には，どのくらいの電力が使われるのかが必ず記載されています．もちろん家電製品にも記載されていますね．本体のどこかにWという単位の数値を見たら，電力のことだと思ってください．

コンビニのお弁当のシールに，1,500W：1分，600W：2分30秒，500W：2分40秒なんて書かれているのはみなさん知っているでしょう．電子レンジで温めるための時間表示ですね．コンビニにある電子レンジは業務用で，1,500Wという高いエネルギーを出せる電子レンジなので，温めているあいだのお客さんを待たせている時間を短くできます．でも，自宅にある電子レンジは500Wや600Wなので，自宅で温めるための時間も書いてあるのですね．

WはVとAの掛け算で計算できます．すなわち，

電力（W）＝電圧（V）×電流（A）

医療機器によっては，WではなくVA（ブイエー，ボルトアンペア）という表示になっていることがありますが，VAはWと同じ意味です．

コンセントから供給される電圧は100Vですから，1,500Wの電子レンジでは，

　1,500W÷100V＝15A　の電流が使われます．

500W，600Wではそれぞれ，

　500W÷100Vなので5A．600Wでは600W÷100V＝6A　になります．

電力会社から自宅に引き込まれた電気は，配電盤を通して各部屋に送られます．配電盤には，まず電力会社と契約したアンペア数のブレーカーがあり，通常では30〜50Aで契約されていると思います．

ちなみに筆者の自宅は40Aで契約しています．それ以上の電流を使ってしまうと，「使いすぎ！」ということで，大元のブレーカーが落ちて電力供給がシャットダウンされてしまいます．

みなさんも，こんな経験はないでしょうか．キッチンで電気湯沸かし器を使っていました．この電力は1,000Wです．ですから，10Aを使っています．そのときに買ってきたお弁当も温めようとしたところ，この電子レンジは600Wで6Aを使ってしまい，10A＋6A＝16Aとなり，キッチン用のブレーカーの上限15Aを超えてしまいました．その結果，「電気を使い過ぎているよー！」と，ブレーカーが落ちてしまい，キッチンは真っ暗になってしまいました．

また，あるとき洗面所で，1,000Wの乾燥機で衣類を乾燥させているのを忘れて，1,200Wのドライヤーを使ってしまいました．電流の合計は，10A＋12A＝22Aになりますから，ドライヤーのスイッチを入れた瞬間に洗面所は真っ暗です．

ブレーカーは高いところにあったり，洗面所にあったりすることが多いので，真っ暗になると「どこにあるのかわからない！」なんてことになりますね．でも，家中が真っ暗になってしまうと困る

ので，このようなことを防ぐために，それぞれの部屋にブレーカーをつけて各部屋に送られる電流を制限しています．個人の自宅であれば，そのブレーカーは15Aです．病院では20Aが多いと思います．

　いくら病院に無停電用のバッテリーや発電機があっても，各場所に供給される電気には必ずブレーカーがあるのです．医療機器，とくに冷やしたり温めたりする医療機器は電力をたくさん使いますから，同じブレーカーにつながったコンセントに電力をたくさん使う医療機器を何台も使ってしまうと，ブレーカーが落ちて，医療機器が停止してしまいます．

　医療機器にはバッテリーが搭載され，電源が遮断されても動作を継続してくれるものもありますが，すべての医療機器にバッテリーが入っているわけではありません．ときに，人工呼吸器などの生命維持管理装置が停止すると，人の生死にかかわる事態に発展することもあるので注意が必要です．ですから，その医療機器はどのくらいの電力（W）を使うのか確かめてから使わないといけないのです！

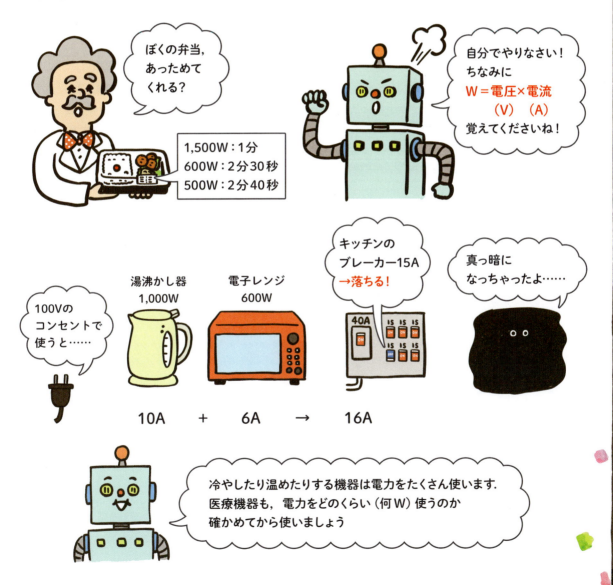

知っておこう！　AEDの出力はJ（ジュール）

　仕事量の項目で，エネルギーの単位として説明したJ（p.72参照）．病院では主に除細動装置で使われ，W×時間（秒）で計算します．
　では，100Jで考えてみましょう．1秒間に100Wを体に流せば100W×1秒＝100Jになります．でも，1秒という時間をかけたのでは心臓は瞬間的に収縮せず，心室細動を正常に戻すことはできません．

　それなら，0.1秒で100Jを体に流すと考えると，何Wが必要でしょうか？
　　100J÷0.1秒＝1,000W　になります．
　1,000Wの電力を0.1秒間に流せば100Jとなり，心臓は瞬間的に収縮することができ，心室細動を正常に戻すことができる可能性があります．同じ100Jであっても，時間が異なれば，必要な電力（W）が変わるのですね．

　AED（自動体外式除細動器）の出力は，成人モードで1回目は150J，2回目以降は200Jに設定されている場合が多いです．手動式除細動装置を使用する場合の出力の設定は，2〜4J/kgです．つまり，体重1kgあたり2〜4Jを流すことになります．真ん中の3J/kgの設定で体重50kgの人に使用すると，3J×50kg＝150Jで，AEDの1回目の出力と同じになります．

　では，同じ設定で体重15kgの小児に使用する場合，どうでしょうか？
　　3J×15kg＝45J　となります．
　そのため，AEDの小児モードは，約50Jになるように設定されています．
　現在の除細動装置の出力は二相性です．二相性というのは，電気の山がプラス側とマイナス側の両方に1つずつの計2つあるということです．心臓を電気が往復することで除細動の効果を上げることができ，単相性（1つの山）のときよりも小さなエネルギーで効果が出るようになりました．この2つの山の面積がエネルギーで，Jとなるのですね．

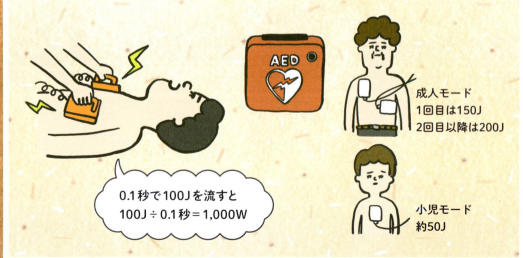

0.1秒で100Jを流すと
100J÷0.1秒＝1,000W

成人モード
1回目は150J
2回目以降は200J

小児モード
約50J

コラム　アースの話

　ちょっと単位の話から外れてしまいますが，医療機器に付属しているアースについて説明しましょう．

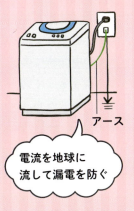
アース
電流を地球に流して漏電を防ぐ

　みなさんが使用している電気製品にアースがついているものはありますか？　ちょっと思い浮かべてください．はい，洗濯機があります．昔の洗濯機は鉄で作られていて，雨風があたる外に置かれることもありました．そんな環境に置かれて錆が発生すると，コンセントから流れてきた電気が外装に流れてしまいます．このときに濡れた手で洗濯機を触ると，ビリッとなって，感電してしまうのです．

　本来，水（H_2O）は電気を通しませんが，カルキの成分の入った水道水や洗剤が混入した水は電気を通してしまいます．この感電を防ぐために，アースを設置するのです．

　「アースってなに？」ということですが，アースは「地球」の意味です．地球の電位はゼロであり，電気は電位の高いところから低いところに流れる性質があります．

　アースを設置することは，この性質を利用し，たとえば洗濯機であればそこに発生した漏れ電流を地球に流してしまおうという方法なのです．漏れ電流を流すための端子（外装など）と地球を銅線でつなぐことで，洗濯機から流れた電流を地球に流してしまえば，濡れた手で漏れ電流のある洗濯機を触っても感電しないのです．

　電子レンジ，エアコンの室外機などにもアース端子がありますね．電気製品にアースのコード（緑色）があったら，きちんと設置することをおすすめします．

　では，病院では，医療機器のアースはどのように設置されているのでしょうか？

　病院のコンセントは自宅のコンセントとは違って，穴が3つありますね．その1つの丸い穴は，銅線により地球につながれているのです．病院のアース端子はすべて同じ銅線でつながれていて，病院の敷地内のどこかに大きな銅板とともに埋められ，病院内で発生する漏れ電流をすべて地球に流すようになっているのです．ですから，医療用の電源プラグには，通常の電源プラグとは異なり丸い端子がついているのです．

　丸い端子は，電力供給する2つの端子より長くなっていて，コンセントを接続すると，電力供給が行われる前に，医療機器はアースとつながるのです．

　医療機器が故障していると，コンセントから流れた電流が医療機器を伝わり，漏れ電流が発生するおそれがあります．この漏れ電流に患者さんや医療者が触れたりして体に流れると，感電してしまいます．でも，アースを設置していれば，その漏れ電流はアースに流れていくため，患者さんや医療者がその医療機器に触れても感電しないのです．

感電って，ビリッって感じるだけではなく，ときに心臓に流れると心室細動を起こしてしまうことがあるのです．心臓は心室の筋肉が規則的に収縮することで全身に血液を送ることができますが，心室細動とは，心室の心筋細胞がバラバラに動いてしまい，ブルブルと震えた状態で，血液を拍出することはできません．脈を触れない心停止の1つです．

　これを正常に戻す方法は電気ショックを与えること．そう，AED（自動体外式除細動器）はみなさんよく知っていますね．体にパッドを貼ると，装置が自動的に心電図を認識し，電気ショックが必要かを確認し，心室細動もしくは心室頻拍であれば「ショックが必要です」と伝えます．すると，自動的に充電が始まり，充電されたら，ショックボタンを押すことで電気ショックがあたえられ，正常な心臓の動きに戻す装置ですね．

　自動ではなくすべてを手動で行う除細動装置もあります．この電気ショックのエネルギーの単位はJでしたね（p.88参照）．

　皮膚を介して電流が流れたときの感電を「マクロショック」，心臓に直接電流が流れたときの感電を「ミクロショック」といいます．

　マクロショックは，1mAというとても小さな電流でもビリビリと感じ，100mAの電流が心臓に流れたら心室細動を引き起こすのです．でも，心臓に直接電流が流れるミクロショックでは，100mAの1/1,000の0.1mA，つまり100μA（マイクロアンペア）という皮膚からはまったく感じられない電流でも，心室細動を引き起こします．

　前に話したように，家電製品も医療機器も50Hzもしくは60Hzの商用交流で動いていますね．この周波数をもつ商用交流が一番心室細動を起こしやすいのです．したがって，普段みなさんが使用しているコンセントから流れる電気は，本当に気をつけて使用しなければなりません．

　心室細動を起こすのは，心臓が本来弛緩している（心臓に血液を溜めている）とき．これは心電図のT波です．T波のタイミングで電気が流れると，「心臓は今は収縮するときじゃないよ！」とびっくりして，ブルブルブルと心室細動に移行してしまうのです．この心室細動を起こすことを，T波の上に電気が流れるので，shock on T（R on T）とよびます．

　アースを設置することはとても大事なことですので，アース端子が折れた電源プラグを使うなんてことのないようにしましょうね．

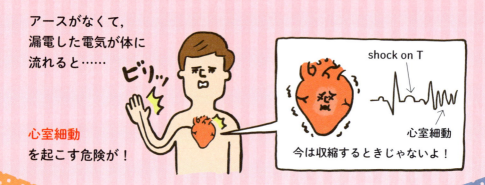

［電気］練習問題

●**問題1**
電流を流すもとになる力を何というか？

●**問題2**
電圧の単位は何か？

●**問題3**
単三電池の電圧は？

●**問題4**
電流の単位は何か？

●**問題5**
電流が流れて豆電球が点灯した．このときの電圧・抵抗・電流の3つの関係式を何というか？

●**問題6**
オームの法則の関係式を書きなさい．
電流（I）＝（①）÷（②）

●**問題7**
単三電池に豆電球をつなぎました．豆電球には5Ωの抵抗があります．このときの電流は何Aか？

●**問題8**
コンセントから流れる電流の種類は？

●**問題9**
コンセントから流れる電気の電圧は？

●**問題10**
電力の単位は何か？

●**問題11**
電力，電圧，電流の計算式は？

●**問題12**
600Wの電子レンジは何Aの電流が流れるか？

●**問題13**
洗面所には規定電流15Aのブレーカーがつながっている．
洗面所にある1,000Wの乾燥機を使っているとき，同時に1,200Wのドライヤーを使った．何が起こるか．

●**問題14**
T駅でサラリーマンが倒れた．脈もなく呼吸もしていないため一次救命処置を開始して，AEDを持ってきてもらった．電気ショックを1回行ったのち胸骨圧迫を継続したところ，1分ほどで意識を回復した．1回目の出力は150J，0.1秒で行われた．
このとき，何Wの電力が出たか？

［電気］解説と答え

● 問題1
答え：電圧

● 問題2
答え：V（ボルト）

● 問題3
答え：1.5V（単一電池～単五電池はすべて1.5Vです）

● 問題4
答え：A（アンペア）

● 問題5
答え：オームの法則

● 問題6
答え：①電圧(V)
　　　②抵抗(R)

● 問題7
電流(A) = 1.5V ÷ 5Ω
　　　　 = 0.3A

答え：0.3A

● 問題8
答え：交流(商用交流)

● 問題9
答え：100V

● 問題10
答え：W（ワット）
（海外製品ではVA［ブイエー］と記載されているものもあります.）

● 問題11
答え：電力(W) = 電圧(V) × 電流(A)

● 問題12
商用交流の電圧は100Vです.

電流(A) = 電力(W) ÷ 電圧(V)
　　　　 = 600W ÷ 100V
　　　　 = 6A

答え：6A

［電気］解　説　と　答　え

● 問題13

乾燥機に流れる電流は

$$1,000W \div 100V = 10A$$

ドライヤーに流れる電流は

$$1,200W \div 100V = 12A$$

乾燥機とドライヤーに流れる電流は

$$10A + 12A = 22A$$

洗面所で使える電流は15Aで，22Aはその規定電流を超えてしまうので，ドライヤーの電源を入れた瞬間にブレーカーが落ちて停電してしまいます．

答え：ブレーカーが落ちて停電する

● 問題14

心室細動や心室性頻拍による心停止にはAEDによる除細動が適応です．

除細動の出力はJで表される電気エネルギーです．

出力（J）＝電力（W）×時間（秒）の計算式で求められます．

$$150J = 電力（W）\times 0.1秒$$

$$電力（W）= 150J \div 0.1秒$$

$$= 1,500W$$

答え：1,500W

10. 湿度

　私たちは，呼吸をすることで体に酸素を取り入れ二酸化炭素を排出しています．呼吸をするということは空気を吸って吐くということですね．この空気の中には水の分子（H_2O）が溶け込んでいるのです．

　天気予報で気象予報士の方が，「今日は湿度が高くてじめじめしています」とか「今日は湿度が低く乾燥しています」なんて言うことがありますが，これは「**相対湿度**」といい，%という単位で表されます．

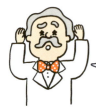

今日はじめじめしてて
髪型がキマらないよ～

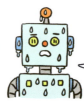

今日は湿度100%……
これは「**相対湿度**」といいます

絶対湿度と飽和水蒸気量

　相対湿度とは別の湿度の表現として，「**絶対湿度**」があります．1L中に何mgの水の分子が含まれているのかを表し，単位は**mg/L**で表しますが，この1,000倍のg/m^3で表されることもあります．ここではmg/Lを使って説明をします．

　空気に溶け込むことのできる水の分子の量は，温度によって変わります．その温度で空気中に存在できる最大の水分子の量を，飽和水蒸気量といいます．

　図に飽和水蒸気曲線を示しますが，飽和水蒸気量は，20℃では17.4mg/L，37℃では44mg/Lと，温度が高くなるほど，絶対湿度が高くなっているのがわかります．

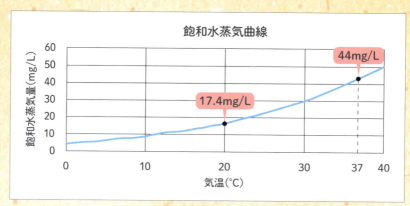

相対湿度（％）

飽和水蒸気量（100％）に対する実際の水蒸気量の割合．一般的な「湿度」といえばこちらで表す

　加湿加湿器を理解するうえで必要となる知識が，「温度」「相対湿度」「絶対湿度」の3つの関係です．相対湿度は，

　　相対湿度＝絶対湿度÷飽和水蒸気量×100

の計算式で求められ，単位は％で表します．

　37℃・相対湿度100％の絶対湿度は44mg/Lですが，相対湿度が50％になると絶対湿度は22mg/Lになります．

　1Lの牛乳パック1本の中を空気で満たし，37℃で相対湿度100％，絶対湿度44mg/Lにしたとします．密閉されたまま20℃まで冷やしていくと，相対湿度100％，絶対湿度17.4mg/Lまで低下します．ということは，44mg/L－17.4mg/L＝26.6mg/Lの水が余ってしまいますよね．この水分が結露という形で，水の塊が牛乳パックの内側に付着するのです．

　では，冷たいジュースの入ったコップに**結露**（けつろ）がつくのはなぜでしょうか．部屋の温度が20℃，相対湿度50％，絶対湿度8.7mg/Lの状態だったとします．この場合，コップの付近の空気はどう変化するでしょう．

　冷えたジュースがコップの周りの空気を冷やし，周りの空気が5℃に下がったとします．5℃の空気では，飽和水蒸気量は6.8mg/Lです．ということは，8.7mg/L－6.8mg/L＝1.9mg/Lの水が余ってしまいますよね．その余った水が結露という形で，コップの周りに付着するのです．寒い冬にみられる窓ガラスの結露も同じ現象です．

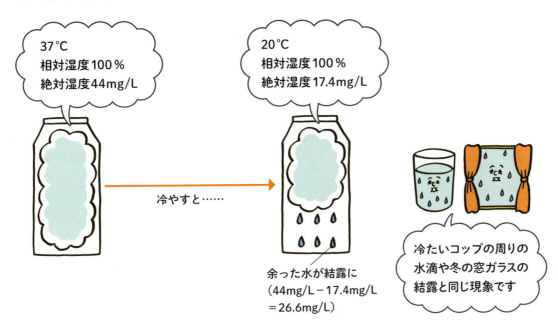

> **臨床で気をつけよう！**

吸気の湿度

　自然呼吸における吸気の変化を考えてみましょう．

　温度：20℃，相対湿度：50％，絶対湿度：8.7mg/Lの空気を吸入した場合，気管粘膜上皮組織から水分が供給され，咽頭ではそれぞれ30℃，95％，29mg/Lとなり，気管分岐部では，34℃，100％，37.6mg/L，肺胞では37℃，100％，44mg/Lとなります．

　自然呼吸の呼気では，気管粘膜上皮組織で水分が再吸収されますが，その量は10mg/Lになります．呼気ガスは32℃，100％，34mg/Lであり，呼吸によって常に水分が奪われます．これは不感蒸泄の1つですね．

　病院の配管から送気される酸素や空気の湿度はほぼゼロです．このような乾燥したガスを人工呼吸器から送ってしまうと，体内の水分はどんどん奪われ，気管内の分泌物は固くなってしまい排出困難になってしまいます．ですから，人工呼吸器を使用する場合には，加温加湿器という装置で，配管から流れてくるガスを温めて水分を与えます．

　では，この送気するガスの温度や湿度はどのくらいにしたらよいでしょうか？　自然呼吸から考えれば，体温が37℃くらいなのですから，37℃，相対湿度100％，絶対湿度44mg/Lにすることがよいと普通に考えられます．そうです，人工呼吸管理中の理想的な吸気ガスは，37℃，相対湿度100％，絶対湿度44mg/Lにするのがよいのですね．

　加温加湿が不十分な吸気ガスでは，線毛運動の機能が正常に働かず，感染防止メカニズムの機能が低下し，不感蒸泄量を増大させ，熱を奪い，さらには線毛上皮組織の損傷まで招いてしまいます．ですから，人工呼吸管理中は，できるかぎり吸気ガスに理想的な加温と加湿を行うのが重要です．

　酸素療法は，鼻腔や口から酸素を吸いますが，私たちの身体にはもともと，上気道という性能のよい加温加湿装置があります．ですから，37℃にまで加温することはありませんが，加湿をしないと鼻粘膜刺激や分泌物の固形化を招きます．したがって，酸素は水を通して加湿する（相対湿度を100％にする）ことも大切です．

自然呼吸の場合

20℃
相対湿度50％
絶対湿度
8.7mg/L

30℃
95％
29mg/L
咽頭
↓気管分岐部
34℃
100％
37.6mg/L
↓肺胞
37℃
100％
44mg/L

異物を除く
線毛運動

人工呼吸の場合

湿度
ほぼゼロ

加湿せず乾燥したガスを送ると気管内の分泌物が固くなり排出困難に

線毛運動も
低下

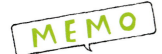

11. 栄養

cal 1mLの水を1℃上昇させるために必要なエネルギーが1cal

　カロリーとはエネルギーの単位の1つで，1Lの水を1℃上昇させるために必要なエネルギーが1kcalです．1Lの1/1,000の1mLの水を1℃上昇させる場合は，1calになります．
　たとえば，お湯を沸かすレンジ台には，そのパワーを示す数値が5,000kcal/hのように記載されていることがあります．5,000kcal/hのレンジ台は，0℃の水（0℃は氷ですが，水ということにしてくださいね）を1時間に50L沸騰させることができるエネルギーをもっていることになります．つまり，水が沸騰する温度は100℃，水の量(L)×100℃＝5,000kcalということですので，1時間に沸騰する水の量は50Lとなるのですね．

　ところで，みなさんの平熱は何℃ですか？　「36.5℃」？
　はい．私たちは熱をもっている生き物です．体温を維持するためにはエネルギーが必要で，そのためには栄養素の摂取が必要不可欠です．
　では，1日に必要なエネルギーはどのくらいなのでしょう．
　生命を維持するために最低限必要なエネルギー量が「基礎代謝」であり，基礎代謝は1日の総エネルギー消費量の約70％を占めています．したがって，1日に必要なエネルギー量は，

　　基礎代謝×10/7（≒1.43）

で求められます．

　では，基礎代謝の計算式は？
　というとハリス・ベネディクト方程式（改良版）という計算式があります．自動的に計算してくれるウェブサイトがありますので，計算式は覚える必要はないでしょう．

　　男性：13.397×体重kg＋4.799×身長cm－5.677×年齢＋88.362
　　女性：9.247×体重kg＋3.098×身長cm－4.33×年齢＋447.593

　筆者は男性で53歳，身長が180cm，体重が65kgです．この数値で計算したところ，1,522kcalとなりました．
　これをもとに，1日に必要エネルギー量を計算してみると，

　　1,522×10/7≒2,174kcal

になりました．

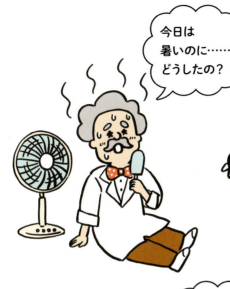
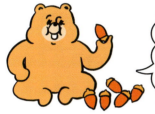
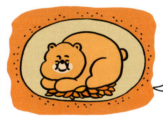
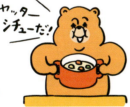
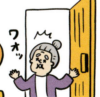
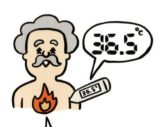

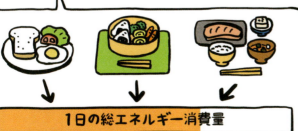

BMI 体格指数．
体重kg÷（身長m）² で求められ，22が適正値

　もし筆者が100kgの体重であったら基礎代謝がどうなるかを計算してみると1,991kcal，そして1日の必要エネルギー量は2,844kcalになりました．
　って，本当にこれでよいでしょうか？　体重100kgは肥満ですよね？
　本当に肥満かどうかを計算するには，体格指数（BMI：body mass index）を求める方法があります．

$$\begin{aligned} BMI &= 体重kg ÷ (身長m)^2 \\ &= 100kg ÷ (180cm ÷ 100)^2 \\ &= 100kg ÷ (1.8m × 1.8m) \\ &≒ 31 \end{aligned}$$

日本肥満学会の肥満度の分類は下記のようになっています．BMI 31は肥満（2度）ですね．

■肥満度分類

BMI < 18.5	低体重
18.5 ≦ BMI < 25.0	普通体重
25.0 ≦ BMI < 30.0	肥満（1度）
30.0 ≦ BMI < 35.0	肥満（2度）
35.0 ≦ BMI < 40.0	肥満（3度）
40.0 ≦ BMI	肥満（4度）

（日本肥満学会：肥満診療ガイドライン2016）

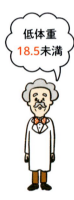
低体重
18.5未満

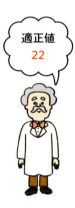
適正値
22

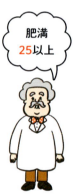
肥満
25以上

　BMIの適正値は22とされており，適正体重（標準体重）はこのBMIの適正値から計算ができます．

$$適正体重 = (身長m)^2 × 22$$

筆者の適正体重を計算してみます．

$$\begin{aligned} 適正体重 &= (180cm ÷ 100)^2 × 22 \\ &= (1.8m × 1.8m) × 22 \\ &≒ 71kg \end{aligned}$$

になりました．
　この適正体重から基礎代謝を計算すると1,602kcalになり，1日に必要な摂取エネルギー量は

$$1,602kcal × 10/7 ≒ 2,289kcal$$

になりました．

コラム　小児の肥満

BMIや肥満についてお話ししましたので，小児の場合についても考えてみましょう．

小児では年齢に応じて順調に成長しているかどうかをみなければいけません．そのため，それぞれの年齢に合わせ，肥満度，カウプ指数，ローレル指数といった基準から評価します．

【肥満度】

肥満度の計算式は以下のとおりです．

　　肥満度＝（実測体重－適正体重）/適正体重×100（%）

幼児期では15%以上を肥満，15%以下をやせとします．学童期では以下のとおりです．

■肥満度（学童期の場合）

－20%未満	やせ	
－20%以上＋20%未満	標準	
＋20%以上＋30%未満	肥満	軽度肥満
＋30%以上＋50%未満		中等度肥満
＋50%以上		高度肥満

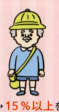 幼児期
→15%以上を肥満とする

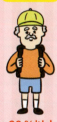 学童期
→20%以上を肥満とする

【カウプ指数】

乳幼児（0〜5歳）の発達をみるのがカウプ指数で，計算式は以下のとおりです．

　　体重g÷（身長cm）^{2}×10

カウプ指数は年齢によって異なりますが，おおまかには15〜19が正常，22以上が肥満といわれています．

【ローレル指数】

学童（6〜12歳）の発育をみるのがローレル指数で，計算式は以下のとおりです．

　　体重kg÷（身長cm）^{3}×10^7

ローレル指数も年齢によって異なりますが，おおまかには115〜145が正常，160以上が肥満といわれています．

身体活動レベル

普段行っている生活活動の強度.
1日あたりの総エネルギー消費量を1日あたりの基礎代謝で割った数値で表す

　1日の総エネルギー消費量の内訳は，基礎代謝が70％を占めるのでしたね．残りは，**身体活動（生活活動代謝）が20％，食事誘発性熱産生（DIT：diet-induced thermogenesis）が10％**になります．食事誘発性熱産生とは，食事で摂った栄養素の分解や代謝に必要なエネルギーです．

　身体活動が20％と書きましたが，人それぞれ活動性は異なるため，人によって1日に必要なエネルギーの量が異なります．たとえばアーティスティック（シンクロナイズド）スイミングの選手は，一般女性の3倍以上のエネルギー量の食事をしているそうです．

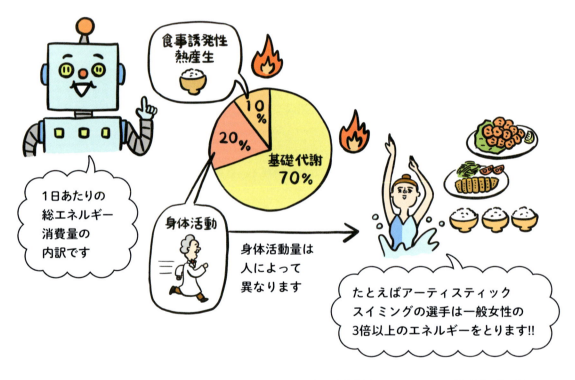

　そこで，身体活動レベルを，1日あたりの総エネルギー消費量を1日あたりの基礎代謝で割った数値で表しています．
活動状況によってレベルⅠ～Ⅲに分かれ，さらに年齢に応じて数値が変化しています．

■ 身体活動レベルの分類

レベルⅠ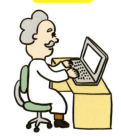
生活の大部分が坐位で，静的な活動が中心の場合

レベルⅡ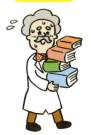
坐位中心の仕事だが，職場内での移動や立位での作業・接客など，あるいは通勤・買物・家事，軽いスポーツなどのいずれかを含む場合

レベルⅢ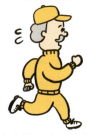
移動や立位の多い仕事への従事者．あるいは，スポーツなど余暇における活発な運動習慣をもっている場合

■ 年齢階級別にみた身体活動レベルの群分け（男女共通）

身体活動レベル	レベルⅠ（低い）	レベルⅡ（ふつう）	レベルⅢ（高い）
1～2（歳）	-	1.35	-
3～5（歳）	-	1.45	-
6～7（歳）	1.35	1.55	1.75
8～9（歳）	1.40	1.60	1.80
10～11（歳）	1.45	1.65	1.85
12～14（歳）	1.45	1.65	1.85
15～17（歳）	1.55	1.75	1.95
18～29（歳）	1.50	1.75	2.00
30～49（歳）	1.50	1.75	2.00
50～69（歳）	1.50	1.75	2.00
70以上（歳）	1.45	1.70	1.95

日本人の食事摂取基準（2015年版）

　この身体活動レベルの数値を使って，必要エネルギー量を計算することができます．

　たとえば，50歳代の筆者が1日中寝転んでテレビを観る生活（レベルⅠ）であれば，1日の必要エネルギー量を適正体重から計算すると，

　　基礎代謝 1,602kcal × 1.50 = 2,403kcal

　通勤で30分程度の徒歩と，デスクワークが主で職場内での移動や立位での作業をする生活であればレベルⅡになり，

　　基礎代謝 1,602kcal × 1.75 ≒ 2,804kcal

　毎朝30分のジョギングをして，帰宅前にフィットネスクラブでハードなトレーニングをするような生活であればレベルⅢになり，

　　基礎代謝 1,602kcal × 2.00 = 3,204kcal

　このように，身体活動レベルによって，1日に必要なエネルギー量は変わってくるのです．

1日に必要なエネルギー摂取量は，適正体重と身体活動量から求めることもできます．
下記の式で計算します．

1日に必要なエネルギー摂取量(kcal)＝適正体重(kg)×身体活動量(kcal)

身体活動量の目安は，以下のように計算します．
　　軽労作(デスクワーク)：25 ～ 30 kcal
　　普通の労作(立ち仕事が多い)：30 ～ 35kcal
　　重い労作(力仕事が多い)：35kcal ～

それでは，次の例題を解いてみましょう．

例　題

適正体重60kgでデスクワークのサラリーマンの1日に必要なエネルギー摂取量を求めよ．

1日に必要なエネルギー摂取量(kcal) ＝ 適正体重(kg)×身体活動量(kcal) の式にあてはめて計算します．

デスクワークは25 ～ 30kcalなので，
　　60kg × 25kcal ＝ 1,500kcal
　　60kg × 30kcal ＝ 1,800kcal

答え：1,500kcal ～ 1,800kcal

アトウォーター係数

栄養素1gを摂取したときに発生するエネルギーを表したもの．
糖質が4kcal/g，脂質が9kcal/g，タンパク質が4kcal/g

　私たちは，エネルギーを食物から得ています．**食物の摂取→代謝→不要物の排泄という過程によってエネルギーを獲得する現象を「栄養」といいます**．そして，**食物に含まれるさまざまな成分を栄養素といいます**．

　栄養素には，糖質，脂質，タンパク質，ビタミン，ミネラルがあり，これが五大栄養素ですが，このなかの**糖質**，**脂質**，**タンパク質**はエネルギー産生栄養素ともよばれ，エネルギー源になる三大栄養素で，食品に含まれる栄養素の組成から，食品別にエネルギー換算係数(kcal/g)を求めることができます．食品ごとの栄養素は，文部科学省が出している『日本食品標準成分表』に掲載されていますが，1つひとつ探して計算するのは大変なので，アトウォーター係数を覚えておくと便利です．

　アトウォーター係数とは，Wilbur Olin Atwater（ウィルバー・オリン・アトウォーター）という人が1895年に発表したもので，三大栄養素を1g摂取したときに，それが体内に吸収されて燃焼したときに発生するエネルギーを示したものです．**糖質が4kcal/g**，**脂質が9kcal/g**，**タンパク質が4kcal/g**となっています．

　5%ブドウ糖液500mLのカロリーを計算してみましょう．
　5%というのは，100mLに5gのブドウ糖が入っているということでしたよね．
　ですから，5%ブドウ糖液500mLには，
　　5g×(500mL÷100mL)＝25g　のブドウ糖が入っています．
　ブドウ糖は糖質です．1gの糖質は4kcalのエネルギーになるのですから，
　　4kcal/g×25g＝100kcal
　になりますね．

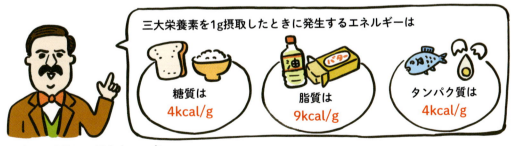

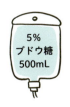

ウィルバー・オリン・アトウォーター

コラム　三大栄養素ごとの目標量

日本人の食事摂取基準(2015年版)には，三大栄養素ごとの目標量が設定されています.

【糖質】

糖質の目標量は1日の必要エネルギー量の50〜65％で，1歳以上の男女で同じです.

1gの糖質には4kcalのエネルギーがあるので，計算式は以下のとおりです.

　　糖質＝(必要エネルギー量×糖質のエネルギーに占める割合)÷4

筆者の身体活動レベルがⅡのとき，1日の必要エネルギー量2,804kcalで計算してみると，

　　小さい値は，(2,804kcal×0.5)÷4≒351g

　　大きい値は，(2,804kcal×0.65)÷4≒456g

になります.

【脂質】

脂質の目標量は1日の必要エネルギー量の20〜30％で，これも1歳以上の男女で同じです.

1gの脂質には9kcalのエネルギーがあるので，計算式は以下のとおりです.

　　脂質＝(必要エネルギー量×脂質のエネルギーに占める割合)÷9

筆者の身体活動レベルがⅡのとき，1日の必要エネルギー量2,804kcalで計算してみると，

　　小さい値は，(2,804kcal×0.20)÷9≒62g

　　大きい値は，(2,804kcal×0.30)÷9≒93g

になります.

なお，脂質のうちの「飽和脂肪酸」は目標量が決まっていて，これは1日の必要エネルギー量の7％以下になります.

飽和脂肪酸も1gに9kcalのエネルギーがあるので，計算式は以下のとおりです.

　　飽和脂肪酸＝(推定エネルギー必要量×0.07)÷9

筆者の身体活動レベルがⅡのときの必要エネルギー量2,804kcalで計算してみると

　　(2,804kcal×0.07)÷9≒22g

になるので，22g以下にしなければなりません.

【タンパク質】

　タンパク質の目標量は1日の必要エネルギー量の 13〜20% で，これも1歳以上の男女で同じです．

　1gのタンパク質には4kcalのエネルギーがあるので，計算式は以下のとおりです．

　　　タンパク質＝（必要エネルギー量×タンパク質のエネルギーに占める割合）÷4

　筆者の身体活動レベルがⅡのとき，1日の必要エネルギー量2,804kcalで計算してみると，

　　　小さい値は，（2,804kcal×0.13）÷4 ≒ 91g

　　　大きい値は，（2,804kcal×0.2）÷4 ≒ 140g

　になります．

栄養の「1単位」

　茶碗1杯のご飯のカロリーはどうなるでしょう．

　ご飯は炭水化物です．炭水化物は，糖質と消化されない食物繊維でできていますので，エネルギー量としては糖質として考えて構いません．

　お茶碗1杯といっても，お茶碗の大きさによって違いもあるかと思いますが，ここでは，軽くご飯を盛った100gと考えてみます．そうすると，おおよそのカロリーは160kcalになりますので，この数値を覚えておくとよいでしょう．

　栄養の考え方として80kcalを1単位とする考え方があります．ですから，ご飯のお茶碗1杯は2単位になります．

　たとえば1日に必要なエネルギー量が2,400 kcalだとすると，

　　2,400kcal÷80kcal＝30単位

で，1日に必要なのは30単位ということになります．

お茶碗1杯のご飯 ＝ 160kcal
（約100g）　　　　　2単位

［栄養］練習問題

●問題1

1mLの水を1℃上昇させるために必要なエネルギーは何calか？

●問題2

1,000mLの水を1℃上昇させるために必要なエネルギーは何calか？

●問題3

生命を維持するために最低限必要なエネルギー量のことを何と言うか？

●問題4

基礎代謝を1,500 kcalとすると，1日の総エネルギー消費量は何kcalか？

●問題5

体重70kg，身長160cmの人のBMIは？

●問題6

問題5の人の肥満度は何度か？

●問題7

BMIの適正値は？

●問題8

身長170cmの人の適正体重（標準体重）は何kgか？

●問題9

1日の総エネルギー消費量に対する食事誘発性熱産生と身体活動はそれぞれ何％か？
（p.102参照）

●問題10

35歳，体重68kg，身長170cm，基礎代謝1,558 kcalの男性．身体活動レベルⅡの時の1日の総エネルギー消費量は何kcalか？

●問題11

三大栄養素とは何か？

●問題12

糖質，脂質，タンパク質のアウトウォーター係数（kcal/g）はそれぞれいくつか？

［栄養］練 習 問 題

●**問題13**
5％ブドウ糖液250mLのカロリーは何kcalか？

●**問題14**
お茶碗半分のご飯のカロリーは何kcalか？

●**問題15**
適正体重45kgで立ち仕事主体の中労働（30〜35kcal/g）の看護師の，1日に必要な摂取エネルギーを求めよ．

●**問題16**
1日に必要な糖質の摂取エネルギーは，1日の総摂取エネルギーの何％か？

●**問題17**
1日に必要な脂質の摂取エネルギーは，1日の総摂取エネルギーの何％か？

●**問題18**
1日に必要なタンパク質の摂取エネルギーは，1日の総摂取エネルギーの何％か？

●**問題19**
身長120cm，体重40kgの小学3年生の肥満度は何％か？
適正体重は30kgとする．

●**問題20**
身長100cm，体重25kgの4歳児の身体発育の評価は？

●**問題21**
身長140cm，体重55kgの小学4年生の肥満度をローレル指数から判定しなさい．

［栄養］ 解 説 と 答 え

● 問題1
答え：1cal

● 問題2
答え：1,000cal → 1kcal

● 問題3
答え：基礎代謝

● 問題4
1日の総エネルギー量＝基礎代謝×10/7
$$（≒1.43）$$
$$＝1,500×1.43$$
$$＝2,145\ kcal$$
答え：2,145 kcal

● 問題5
BMI ＝ 体重(kg)÷身長(m)^2
BMI ＝ 70÷(160÷100)^2
$$≒27.3$$
答え：27.3

● 問題6
答え：肥満(1度)
(p.100参照)

● 問題7
答え：22

● 問題8
適正体重＝ 身長(m)^2×22
$$＝(170÷100)^2×22$$
$$＝(1.7×1.7)×22$$
$$≒63.6kg$$
答え：63.6kg

● 問題9
答え：食事誘発性熱産生 10％，身体活動 20％

● 問題10
まずは適正体重を求めて，その体重から基礎代謝を求めますが，ここではすでに基礎代謝が表記されているので，計算の必要はありません．

ちなみに，適正体重＝1.7m×1.7m×22≒63.6kgです．

身体活動レベルと年齢から1日の総エネルギー消費量を求めます．35歳で身体活動レベルがⅡのとき，1.75となるので(p.103参照)，
基礎代謝1,558 kcal×1.75
≒2,727 kcal

答え：2,727 kcal

● 問題11
答え：糖質，脂質，タンパク質
(p.105参照)

● 問題12
答え：糖質 4kcal/g，脂質 9kcal/g，タンパク質 4kcal/g
(p.105参照)

[栄養] 解 説 と 答 え

● 問題 13

5％というのは，100mLに5gのブドウ糖が入っているということです．

250mLには
$5g×(250mL÷100mL)＝12.5g$のブドウ糖が入っています．
ブドウ糖は糖質です．

1gの糖質は4kcalのエネルギーなので，
$4kcal×12.5g＝50kcal$になります．

答え：50 kcal

● 問題 14

ご飯は炭水化物です．炭水化物は，糖質と消化されない食物繊維でできているので糖質として考えます．

お茶碗一杯のご飯の重さは100gで160kcalになります．

問いは，お茶碗半分なので
$160kcal÷2＝80kcal$

答え：80 kcal

● 問題 15

1日に必要な摂取エネルギー量は，標準体重(kg)×身体活動量(kcal)で求めます．
$45kg×30kcal＝1,350\ kcal$
$45kg×35kcal＝1,575\ kcal$

答え：1,350 kcal 〜 1,575 kcal

● 問題 16

答え：50 〜 65％
（p.106参照）

● 問題 17

答え：20 〜 30％
（p.106参照）

● 問題 18

答え：13 〜 20％
（p.107参照）

● 問題 19

肥満度＝(実測体重－適正体重)/適正体重
$$×100(\%)$$
$$＝(40kg－30kg)÷30kg×100(\%)$$
$$＝33\%$$

学童の肥満は，20％以上：軽度肥満，30％以上：中等度肥満，50％以上：高度肥満
よって，33％は軽度肥満となります．

答え：軽度肥満

● 問題 20

これはカウプ指数を使用して考えます．
体重(g)÷(身長(cm))^2×10
$25,000÷(100×100)×10＝25$
カウプ指数は22以上では肥満となります．

答え：肥満

● 問題 21

ローレル指数を求める式は，
体重(kg)÷(身長(cm))^3×10^7
$$＝55÷(140×140×140)×10,000,000$$
$$＝55÷2,744,000×10,000,000$$
$$≒200$$

200はローレル指数では肥満になります．

答え：肥満

12. 放射線

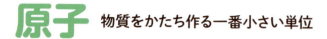

原子　物質をかたち作る一番小さい単位

　私たちを取り巻くすべてのもの（宇宙もです）は，原子でできています．原子の種類は100種ほどあり，この原子がさまざまに組み合わさって物質が作られています．
　さて，一番小さい単位が原子ですが，この構造をちょっとみてみましょう．原子番号2番の原子はヘリウムですね．ヘリウムは，原子核2個とその周りの電子2個でできています．
　電子はマイナスの電気をもっています．原子核はプラスの電気をもつ陽子と，電気をもたない中性子でできています．マイナスの電子とプラスの陽子でバランスがとれた，中性の状態になります．

イオン　原子にある電子がくっついたりはなれたりしたものがイオン

　今度は塩をみてみましょう．塩はNaClですから，Na（ナトリウム）とCl（クロール，塩素）が組み合わさってできていますね．
　Naの原子番号は11ですから，Naには，原子核に陽子が11個あり，その周りに11個の電子があります．
　Clの原子番号は17ですから，Clには，原子核に陽子が17個あり，その周りに17個の電子があります．
　NaClは電気を帯びていない（イオン化していない）物質ですが，NaとClに分かれると，
　　NaCl→Na$^+$＋Cl$^-$　のように，NaとClの右上に＋と－の記号がつきます．これはイオン化したことを示します．
　Na$^+$は，Naから電子1個がなくなってしまった状態です．マイナスである電子がなくなることで，Naはプラスの電気を帯びることになるのでナトリウムイオンになり，Na$^+$と表すのです．逆にCl$^-$は，Clにマイナスである電子が1個くっついて，マイナスの電気を帯びることになるので，クロールイオンになり，Cl$^-$と表すのです．ということは，NaClがNaとClに分かれるときに，ナトリウムの1個の電子が塩素にくっついたのですね．
　これでイオン化がわかったでしょうか？　原子にある電子が出たりくっついたりするとイオン化したり，イオンが中性化したりするんですね．でも，塩がナトリウムイオンやクロールイオンになったときにはエネルギーを出すことはありません．

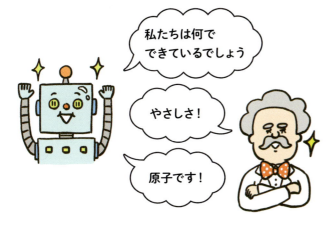
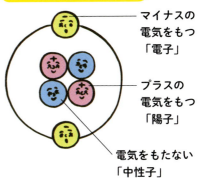

ヘリウム原子の構造

- マイナスの電気をもつ「電子」
- プラスの電気をもつ「陽子」
- 電気をもたない「中性子」

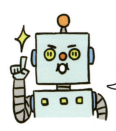

原子にある電子がくっついたりはなれたりしたものが「イオン」です

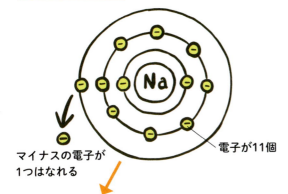
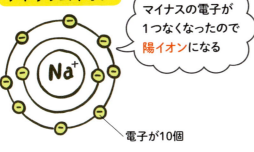
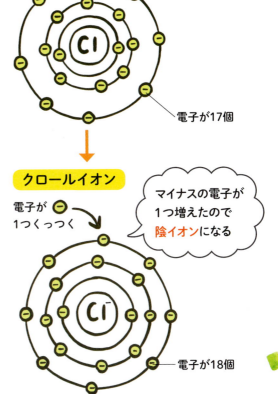

放射線の種類

　放射線は目に見えない光であり，電磁波という波でできているものと，粒子が飛び出すことによって発生するものがあります．ここでは，医療現場でもよくみる放射線の種類を確認しておきましょう．

【X線】

　みなさんがよく知っているX線（レントゲン）も放射線ですね．

　ところで，電球って誰が発明したか知っていますか？　ハイ！　有名なエジソンです．エジソンが作った白熱電球は，竹の繊維を炭化してらせん状にしたもの（これをフィラメントといいます）に電気を流すことで，フィラメントが淡く燃えて光を発するという発明なのです．

　フィラメントと金属の間に大きな電気（高電圧）を加えると，マイナスの電子が飛び出します．マイナスの電子ということは，原子のイオン化が起こっているということになります．この飛び出した電子を金属に当てたときに発生するのがX線という放射線です．これは電磁波で目に見えない光です．

　このX線，マイナスの電子が「エネルギーをもっている」ことが大事です．このエネルギーがあるので，検査画像ができるのです．ちなみに，「エネルギーをもった」ということは，体に害を及ぼす可能性があるということですね．

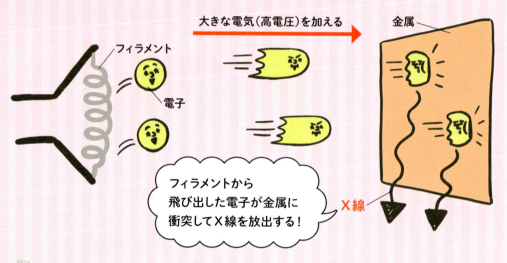

【α線】

　α線は，ある原子からヘリウム原子（原子番号2番）の原子核（陽子2個と中性子2個がくっついたもの）が飛び出すときに発生する放射線で，これは粒子（α粒子）として発生する放射線ですね．

ある原子というのは，たとえば，原子番号94のプルトニウムがα崩壊して，ヘリウムの原子核が飛び出します．そうすると，2個の陽子と2個の中性子が減ってしまうので，原子番号92のウランに変わってしまうのですね．
　α線は，甲状腺がん，悪性リンパ腫，骨転移を伴うがんに対して，非密封放射性同位元素を内服や注射によって体内に入れる治療（内用療法）に使われます．この治療は，β線，γ線でも同様に行われています．

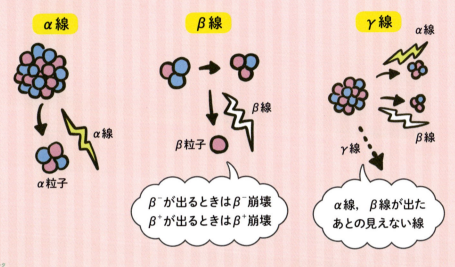

【β線】
　β線は，原子核内の電気を帯びていない中性子が電気を帯びて陽子に変化するときに飛び出しマイナスの電子（β⁻）が出る場合と，原子核内の電気を帯びた陽子が電気を帯びない中性子に変化するときにプラスの電子（β⁺）が出る場合があり，前者をβ⁻崩壊，後者をβ⁺崩壊とよびます．これも粒子（β粒子）が発生する放射線ですね．
　β線は前立腺がん，舌その他の口腔がん，皮膚がん，乳がんなどに対して，放射線を出す小さなカプセルを組織に挿入し，直接放射線を照射する治療（密封小線源治療）で使用されます．この治療は，X線，γ線でも同様の治療に使われます．また，β⁺粒子はポジトロン断層法（PET）に応用されています．

【γ線】
　γ線は，放射性物質の原子核からα線やβ線が飛び出したあとの原子核に残ったエネルギーが，目に見えない電磁波の光として放出されたものです．
　γ線は子宮腔，膣腔，口腔，食道，気管支，直腸などのがんに対して，密封小線源治療で使用されます．また，ガンマナイフとよばれる外部照射で，脳腫瘍，脳転移のあるがんの治療に使われます．

> **Bq** ベクレル 放射線の強さを表す単位．
> 1秒間に1個の原子核が崩壊すると1Bq

　電球はフィラメントを燃やして光を発生する装置でしたので，放射線の単位を考えるのに，わかりやすく懐中電灯にたとえて考えてみましょう．

　懐中電灯は放射線を出す塊なので，これが**放射性物質**にあたります．そして，電池が放射線を出すエネルギーになりますから，これが**放射能**です．そして，放射された光が**放射線**にあたります．

　この光の強さ，つまり放射線の強さはベクレル(Bq)という単位で表し，1秒間に1個の原子核が崩壊することを1ベクレルといいます．

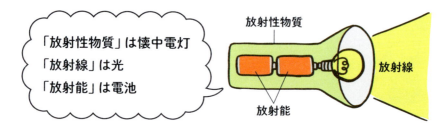

「放射性物質」は懐中電灯
「放射線」は光
「放射能」は電池

> **Gy** グレイ 放射線の吸収量を表す単位．
> 1kgあたり1 J ジュール が吸収されると1Gy

　放射線が体や物質に吸収される量は，グレイ(Gy)という単位で表します．単位質量(1kg)あたりに1Jのエネルギーが吸収されると，1Gyになります．

　放射線を受けたときの人体への影響を表す単位は，シーベルト(Sv)です．1シーベルトの1/1,000が1ミリシーベルト(mSv)．さらに1/1,000が1マイクロシーベルト(μSv)です．

■放射線が人体に及ぼす影響(msv)

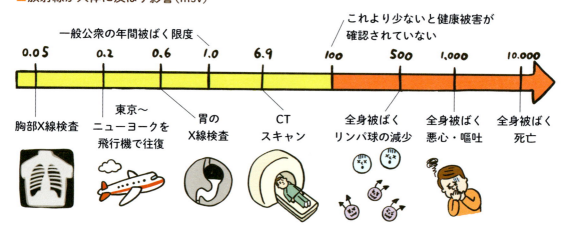

索引

欧文

A（アンペア） 82, 86
A-aDO$_2$ 50
ACアダプタ 85
AED 88, 90
ARDS 37
atm 42
BMI (body mass index) 100
Bq 116
BSA (body surface area) 12
Ca 30
Ca^{2+} 30
CaCl$_2$ 30
cal 72, 98
CI (cardiac index) 15, 28, 112
Cl$^-$ 29, 30, 32, 112
Cl$_2$ 30
cm 6
cmH$_2$O 42, 46
CO (cardiac output) 15
dB 80
DIT (diet-induced thermogenesis) 102
dL 18
Eq 30
FiO$_2$ (fraction of inspiratory oxgen) 38
Fr 8
g（グラム） 18
G（ギガ） 76
Gy 116
H（水素） 28
H$^+$ 37
H$_2$O 28
hPa 53
Hz 76
I（電流） 82
J（ジュール） 72, 88
k（キロ） 76
K$^+$ 32
kg 18, 58
kgf 58
kgf/cm^2 54
km/h（km/時） 60, 70
km/s^2（km/秒^2） 70

kPa 53
L（リットル） 18
log 34, 80
m（メートル） 6
M（メガ） 76
m^2 12
MDRPU 59
mEq 30
mEq/L 30
mg 18
mL 18
mL/h 60
mL/min 60
mm 6
mmHg 42
mmol 29
mol 28
mol/L 28
MPa 53
mSv 116
N（ニュートン） 59, 70
Na 28, 112
Na$^+$ 29, 30, 32, 112
NaCl 28, 29, 30, 32, 112
O（酸素） 28
Pa 53
PaCO$_2$ 50
PaO$_2$ 50
PEEP 48
PET 115
P/F ratio（P/F比） 38
pH 34
R（抵抗） 82
R on T 90
shock on T 90
Sv 116
Torr 44
V（ボルト） 86
VA 86
W（ワット） 86
X線 114
α線 114, 115
α粒子 114
β線 115
β$^-$崩壊 115
β$^+$崩壊 115
γ線 115
θ 73

μSv 116
Ω 82
％ 22

ア

アース 89
アシドーシス 37
圧力 42
アトウォーター係数 105
アトム 42
「アドレナリン1mg」の意味 18
アボガドロ定数 28
アルカリ性 34
アルファ線 114, 115
アンペア 82

イ

イオン 32, 112
イオン化 29, 30
イクイバレント 30
位置エネルギー 72
1日に必要な摂取エネルギー量 100, 104
1回換気量 64
医療関連機器圧迫創傷 59
陰圧 46
陰イオン 29
引力 58, 71

ウ

右心房 44

エ

栄養 98
栄養の「1単位」 107
エックス線 114
エネルギー 72, 98, 100, 104
エフアイオーツー（FiO$_2$） 38
塩化カルシウム 30
塩素 28, 30, 112

オ

オージオメーター 80
オーム（Ω） 82
オームの法則 82
重さ 18
音圧 80

音量‥‥‥‥‥‥‥‥‥‥ 80

カ

カーディアックアウトプット
‥‥‥‥‥‥‥‥‥‥ 15
カーディアックインデックス
‥‥‥‥‥‥‥‥‥‥ 15
外径‥‥‥‥‥‥‥‥ 6, 8
外周‥‥‥‥‥‥‥‥‥‥ 8
カウプ指数‥‥‥‥‥‥ 101
加温加湿器‥‥‥‥‥‥ 96
カフ圧‥‥‥‥‥‥‥‥ 48
カリウムイオン‥‥‥‥ 32
カロリー‥‥‥‥‥‥ 72, 98
感電‥‥‥‥‥‥‥‥‥ 90
ガンマ線‥‥‥‥‥‥‥ 115
ガンマナイフ‥‥‥‥‥ 115

キ

気圧‥‥‥‥ 42, 52, 53, 54
ギガ‥‥‥‥‥‥‥‥‥ 76
気管吸引‥‥‥‥‥‥‥‥ 8
気管チューブ‥‥‥ 6, 8, 48
気管の動脈圧‥‥‥‥‥ 48
気胸‥‥‥‥‥‥‥‥‥ 47
希釈‥‥‥‥‥‥‥‥‥ 23
基礎代謝‥‥‥‥‥‥‥ 98
機能的残気量‥‥‥‥‥ 46
吸引‥‥‥‥‥‥‥‥‥ 53
吸引チューブ‥‥‥‥‥‥ 8
吸引チューブのサイズ‥‥ 9
吸気‥‥‥‥‥‥‥‥‥ 46
吸気の湿度‥‥‥‥‥‥ 96
急性呼吸窮迫症候群‥‥‥ 37
胸腔ドレナージ‥‥‥‥ 47
胸腔内圧‥‥‥‥‥‥‥ 46
キロ‥‥‥‥‥‥‥‥‥ 76
キログラムフォースパー平方
　センチメートル‥‥‥ 54
キロパスカル‥‥‥‥‥ 53

ク

空気‥‥‥‥‥‥‥‥‥ 50
グラム‥‥‥‥‥‥‥‥ 18
グレイ‥‥‥‥‥‥‥‥ 116
クロール‥‥‥‥‥ 28, 112
クロールイオン
‥‥‥‥‥ 29, 30, 32, 112

ケ

血圧‥‥‥‥‥‥‥ 42, 44

血液‥‥‥‥‥‥‥‥‥ 26
血漿‥‥‥‥‥‥‥‥‥ 26
結露‥‥‥‥‥‥‥‥‥ 95
原子‥‥‥‥‥‥‥‥‥ 112
原子核‥‥‥‥‥‥‥‥ 112
原子量‥‥‥‥‥‥‥‥ 28

コ

高張液‥‥‥‥‥‥ 25, 27
高度と気圧の変化‥‥‥ 53
交流‥‥‥‥‥‥‥ 78, 85
合力‥‥‥‥‥‥‥‥‥ 73
呼気‥‥‥‥‥‥‥‥‥ 46
呼気終末気道陽圧‥‥‥ 48
呼吸商‥‥‥‥‥‥‥‥ 50
五大栄養素‥‥‥‥‥‥ 105
コンセント‥‥ 78, 85, 89

サ

再分極‥‥‥‥‥‥‥‥ 33
細胞外液‥‥‥‥‥‥‥ 26
左心室‥‥‥‥‥‥‥‥ 44
酸‥‥‥‥‥‥‥‥‥‥ 37
酸塩基平衡‥‥‥‥‥‥ 37
酸性‥‥‥‥‥‥‥‥‥ 34
酸素‥‥‥‥‥‥‥‥‥ 50
酸素濃度‥‥‥‥‥‥‥ 64
酸素ボンベ‥‥‥‥‥‥ 54
酸素ボンベの使用可能時間‥ 55
酸素ボンベの内圧計‥‥‥ 54
酸素マスク‥‥‥‥‥‥ 64
酸素流量‥‥‥‥‥‥‥ 64
三大栄養素‥‥‥‥‥‥ 105
三大栄養素ごとの目標量‥ 106

シ

シータ‥‥‥‥‥‥‥‥ 73
シーベルト‥‥‥‥‥‥ 116
仕事量‥‥‥‥‥‥‥‥ 70
脂質‥‥‥‥‥‥ 105, 106
自然滴下‥‥‥‥‥‥‥ 44
湿度‥‥‥‥‥‥‥ 94, 96
質量‥‥‥‥‥‥‥‥‥ 58
自動体外式除細動器‥ 90, 88
周波数‥‥‥‥‥‥‥‥ 76
重力‥‥‥‥‥‥‥ 58, 71
重力加速度‥‥‥‥‥‥ 71
ジュール‥‥‥‥‥‥‥ 72
循環血液量‥‥‥‥‥‥ 15
小児の肥満‥‥‥‥‥‥ 101
小児用輸液セット‥‥ 60, 62

静脈血圧‥‥‥‥‥‥‥ 44
商用交流‥‥‥‥‥‥‥ 78
食事誘発性熱産生‥‥‥ 102
褥瘡‥‥‥‥‥‥‥‥‥ 59
除細動‥‥‥‥‥‥ 88, 90
心筋細胞‥‥‥‥‥‥‥ 33
心係数‥‥‥‥‥‥‥‥ 15
人工呼吸器‥‥‥‥ 48, 96
心室細動‥‥‥‥‥‥‥ 90
心臓‥‥‥‥‥‥‥‥‥ 44
身体活動‥‥‥‥‥‥‥ 102
身体活動レベル‥‥‥‥ 102
浸透圧‥‥‥‥‥‥‥‥ 25
心拍出量‥‥‥‥‥‥‥ 15

ス

水銀‥‥‥‥‥‥‥‥‥ 42

セ

生活活動代謝‥‥‥‥‥ 102
成人用輸液セット‥‥ 60, 62
生理食塩水‥‥ 22, 29, 30
絶対湿度‥‥‥‥‥ 94, 96
線毛運動‥‥‥‥‥‥‥ 96

ソ

騒音基準‥‥‥‥‥‥‥ 80
相対湿度‥‥‥ 94, 95, 96
速度‥‥‥‥‥‥‥‥‥ 60

タ

体格指数‥‥‥‥‥‥‥ 100
大気圧‥‥‥‥‥‥ 42, 53
体表面積‥‥‥‥‥‥‥ 12
脱分極‥‥‥‥‥‥‥‥ 33
単位(栄養)‥‥‥‥‥ 107
単位(薬)‥‥‥‥‥‥‥ 24
炭水化物‥‥‥‥‥‥‥ 107
タンパク質‥‥‥‥ 105, 107

チ

窒素‥‥‥‥‥‥‥‥‥ 50
中性‥‥‥‥‥‥‥‥‥ 34
注入速度‥‥‥‥‥ 60, 63
チューブ‥‥‥‥‥‥ 6, 8
超音波‥‥‥‥‥‥‥‥ 76
聴力検査‥‥‥‥‥‥‥ 76
直流‥‥‥‥‥‥‥ 78, 85

テ

低圧持続吸引器‥‥‥‥ 47

118

抵抗 …… 82
低酸素血症 …… 52
低出生体重児 …… 14
低体重 …… 100
低張液 …… 25, 27
低流量システム …… 64
滴下数 …… 60, 62
適正体重 …… 100, 101
デシベル …… 80
電圧 …… 82, 86
電荷 …… 30
電解液 …… 29
電気 …… 82
電気人間 …… 32
電気メス …… 78
電池 …… 84
点滴 …… 44
電流 …… 82, 86
電流と周波数 …… 78

ト
糖質 …… 105, 106
等張液 …… 26
動脈圧 …… 48
動脈血圧 …… 44
動脈血酸素分圧 …… 50
動脈血二酸化炭素分圧 …… 50
当量 …… 30
トール …… 44

ナ
内径 …… 6, 8
長さ …… 6
ナトリウム …… 28, 112
ナトリウムイオン …… 29, 30, 32, 112

ニ
二相性 …… 88
ニュートン …… 59, 70

ノ
濃度 …… 22

ハ
パーセント …… 22
肺サーファクタント …… 46
肺胞気動脈血酸素分圧較差 …… 50
肺胞の表面積 …… 48
パスカル …… 53
ハリス・ベネディクト方程式

…… 98
半透膜 …… 25

ヒ
鼻腔カニュラ …… 64
比の計算 …… 28
被ばく …… 116
肥満 …… 100, 01
肥満度 …… 100
非密封放射性同位元素 …… 115
表面積 …… 12

フ
浮腫 …… 27
ブドウ糖液 …… 26, 105
ブレーカー …… 86
フレンチ …… 8
分圧 …… 50
分子量 …… 28

ヘ
平方メートル …… 12, 54
ベータ線 …… 115
ヘクトパスカル …… 53
ベクトル …… 73
ベクレル …… 116
ヘパリン …… 24
ヘルツ …… 76

ホ
放射性物質 …… 116
放射線 …… 112, 114, 116
放射線が人体に及ぼす影響
…… 116
放射能 …… 116
飽和脂肪酸 …… 106
飽和水蒸気曲線 …… 94
飽和水蒸気量 …… 94
ポジトロン断層法 …… 115
ボルト …… 86

マ
マイクロシーベルト …… 116
マクロショック …… 78, 90

ミ
ミクロショック …… 78, 90
水 …… 28
水分子 …… 28
密封小線源治療 …… 115
ミリイクイバレント …… 30

ミリシーベルト …… 116
ミリメートル …… 6
ミリメートルエイチジー …… 42
ミリメートル水銀柱 …… 42
ミリモル …… 29

メ
メガ …… 76
メガパスカル …… 53
メックパーリットル …… 30
面積 …… 12

モ
モル …… 28
モルパーリットル …… 28

ヤ
薬剤の単位 …… 24
やせ …… 101

ユ
輸液セット …… 60
ユニット …… 24

ヨ
陽イオン …… 29
溶液 …… 24
陽子 …… 112
溶質 …… 24
溶媒 …… 24

ラ
落差圧 …… 44

リ
リットル …… 18
立方体 …… 12
量 …… 18

ロ
ローレル指数 …… 101
ログ …… 34, 80

ワ
ワット …… 86

看護・医療の基本が1から学べる！
おもしろくてよくわかる　単位と計算

2019年5月5日　　　初　版　第1刷発行

編　著	松井　晃
発行人	影山　博之
編集人	向井　直人
発行所	株式会社 学研メディカル秀潤社 〒141-8414　東京都品川区西五反田2-11-8
発売元	株式会社 学研プラス 〒141-8415　東京都品川区西五反田2-11-8
印刷・製本所	凸版印刷株式会社

この本に関する各種お問い合わせ先
【電話の場合】
●編集内容についてはTel 03-6431-1231(編集部)
●在庫については Tel 03-6431-1234(営業部)
●不良品(落丁，乱丁)については Tel 0570-000577
学研業務センター
〒354-0045　埼玉県入間郡三芳町上富 279-1
●上記以外のお問い合わせは Tel 03-6431-1002(学研お客様センター)
【文書の場合】
●〒141-8418　東京都品川区西五反田2-11-8
　　　　　　　学研お客様センター
　　　　　　　『おもしろくてよくわかる　単位と計算』係

©A.Matsui 2019.　Printed in Japan
●ショメイ：カンゴ・イリョウノキホンガイチカラマナベル！　オモシロクテヨクワ
　カル　タンイトケイサン
本書の無断転載，複製，頒布，公衆送信，翻訳，翻案等を禁じます．
本書を代行業者等の第三者に依頼してスキャンやデジタル化することは，たとえ個人や家
庭内の利用であっても，著作権法上，認められておりません．
本書に掲載する著作物の複製権・翻訳権・上映権・譲渡権・公衆送信権(送信可能化権を含む)
は株式会社学研メディカル秀潤社が管理します．

JCOPY 〈出版者著作権管理機構委託出版物〉
本書の無断複写は著作権法上での例外を除き禁じられています．複写される場合は，そ
のつど事前に，出版者著作権管理機構(電話 03-5244-5088，FAX 03-5244-5089，e-mail：
info@jcopy.or.jp)の許可を得てください．

　本書に記載されている内容は，出版時の最新情報に基づくとともに，臨床例をもとに正確
かつ普遍化すべく，著者，編者，監修者，編集委員ならびに出版社それぞれが最善の努力を
しております．しかし，本書の記載内容によりトラブルや損害，不測の事故等が生じた場合，
著者，編者，監修者，編集委員ならびに出版社は，その責を負いかねます．
　また，本書に記載されている医薬品や機器等の使用にあたっては，常に最新の各々の添付
文書や取り扱い説明書を参照のうえ，適応や使用方法等をご確認ください．
　　　　　　　　　　　　　　　　　　　　　　　　　　　株式会社 学研メディカル秀潤社